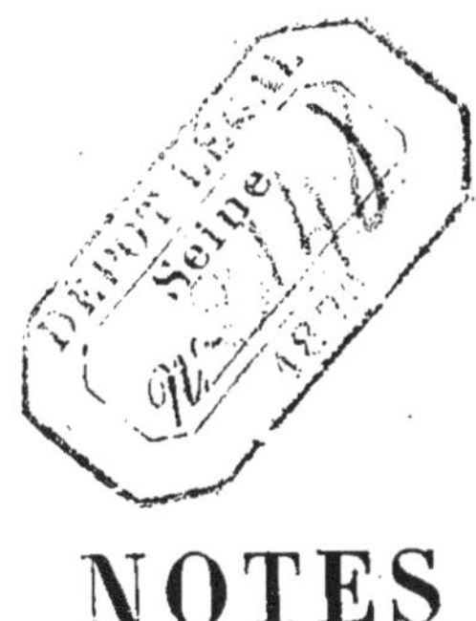

NOTES

SUR LA

PROPYLAMINE

ASSOCIATION GÉNÉRALE TYPOGRAPHIQUE

Berthelemy et Cᶜ.

RUE DU FAUBOURG-SAINT-DENIS, 19

NOTES

BIBLIOTHÈQUE IMPÉRIALE IMPR.

SUR LA

PROPYLAMINE

ET LES

PRODUITS ORGANIQUES

Qui la contiennent

HUILE ET EXTRAIT DE FOIE DE MORUE

ET DE

LEUR UTILITÉ COMPARATIVE EN MÉDECINE

PAR

JEAN DE KALENICZENKO

Docteur en médecine, Professeur Émérite de Physiologie et de Pathologie
générale de l'Université de Charkow, Conseiller d'Etat actuel, Chevalier
des Ordres de Sainte-Anne première classe, de Saint-Stanislas première
classe, de Saint Wladimir troisième classe, Honoré de la boucle de mérite
(trente ans de services publics sans reproches), de la médaille de libération
des Serfs, etc., etc., Membre titulaire, honoraire, associé ou correspondant de diverses Sociétés savantes de la Russie et de l'étranger.

PARIS

J.-B. BAILLIÈRE ET FILS

LIBRAIRES DE L'ACADÉMIE IMPÉRIALE DE MÉDECINE

19, rue Hautefeuille, 19

LONDRES	MADRID
HIPP. BAILLIÈRE	C. BAILLY-BAILLIÈRE

1870

A LA MÉMOIRE

DE MES TRÈS CHERS ET TRÈS VÉNÉRÉS MAITRES

JEAN DÉMÉTRIEVICZ KNIGIN

Professeur de Clinique thérapeutique

ET

NICOLAS IVANOVICZ ELLINSKY

Professeur de Clinique chirurgicale de la Faculté médicale
de l'Université de Charkow,

En témoignage

DE LA PROFONDE GRATITUDE ET DES HOMMAGES RESPECTUEUX
DE LEUR RECONNAISSANT ÉLÈVE ET AMI

Le Docteur JEAN DE KALENICZENKO (de Soumy)

AVANT PROPOS

Les propriétés thérapeutiques de l'huile de foie de morue sont universellement admises, et j'ai pu moi-même, depuis trente ans que j'exerce la médecine, constater fréquemment son utilité réelle dans le traitement d'un grand nombre de maladies. On est beaucoup moins d'accord sur les principes auxquels on doit rapporter son efficacité; quant à moi, je ne saurais l'attribuer aux métalloïdes : brôme, iode, phosphore dont elle contient des quantités presque homœopathiques, ce qu'ont démontré les analyses de M. Jongh et de plusieurs autres chimistes, et je suis d'avis qu'on doit en faire honneur au principe volatil particulier qui lui donne son odeur désagréable, *sui generis*.

Ce principe, élaboré et produit par l'organisme vivant de l'animal, est intimement combiné avec l'élément gras du poisson, et à cause de cela d'une assimilation facile à nos organes; il passe dans le sang, y produit des modifications encore mal connues et insuffisamment expliquées physiologiquement, mais satisfaisantes au point de vue médical dans le traitement des maladies du sang, des os et des dyscrasies du système lymphatique.

L'huile de foie de morue est un des médicaments les plus utiles à l'humanité; je l'ai considérablement employé pendant ma longue pratique; je l'ai expérimenté sous toutes les formes; j'ai comparativement étudié les diverses sortes commerciales : brune, jaune, blanche, purifiées ou additionnées et les huiles fabriquées de toutes pièces et données par leurs auteurs comme des succédanées ayant des propriétés analogues, huile iodée de Personne, etc., etc.

Je dois sincèrement avouer que l'huile de foie de morue brune, véritable, non purifiée, est de toutes la plus réellement efficace, qu'elle doit, à mon avis, être préférée quand l'estomac du malade la peut digérer. S'il n'existe pas d'altération trop profonde d'un organe nécessaire à la vie, si la maladie n'est pas fatalement mortelle, on obtient la guérison plus rapidement en employant l'huile brune; de plus, il en faut trois fois moins que des autres pour obtenir cet heureux résultat.

A la vérité, l'huile brune possède une saveur et une odeur détestables qui, sous ce rapport, la rendent inférieure à la blanche; l'un des meilleurs moyens de remédier à ce facheux inconvénient, c'est de faire prendre, aussitôt après son ingestion, une tranche de pain de seigle saupoudrée de sel de cuisine.

La supériorité de l'huile brune tient certainement à ce qu'elle renferme une bien plus forte proportion de Propylamine (principe volatil à odeur désagréable dont nous avons parlé) et des éléments de la bile qui sont les agents essentiellement curatifs.

Quand au corps gras qui leur sert de véhicule, il ne diffère pas, par lui-même, des autres graisses animales, il agit comme aliment respiratoire, il concourt à la formation de la cellule et des corpuscules sanguins. Je me garderai d'en révoquer l'utilité; les travaux des physiologistes modernes ont mis en lumière le rôle qu'il joue dans la nutrition, dans cette incessante rénovation de toutes les parties de notre corps, double phénomène d'assimilation et de désassimilation qui constitue la pleine activité de la vie des êtres organisés, qui est la vie elle-même.

Il y a six ans environ, j'eus connaissance des travaux de M. Meynet sur un produit obtenu des foies de morue. A côté de l'huile, se dressait en rival l'Extrait de foie de morue présenté par ce pharmacien sous une forme appétissante, celle de dragées; les femmes les plus délicates les pouvaient avaler sans répugnance ni dégoût; les petits enfants de trois et quatre ans et au dessus, au lieu d'une affreuse drogue qui révoltait leur odorat et leur palais, acceptaient avec plaisir le remède caché sous l'enveloppe du bonbon. Nul de ceux qui les prenaient n'éprouvait les renvois désagréables que donne l'huile, et, pourtant, l'Extrait de foie de morue possède une odeur et une saveur de Propylamine tellement prononcées, qu'il serait impossible d'en faire usage sous une autre forme que celle adoptée par M. Meynet.

L'analyse, comme nos sens nous l'indiquent, nous révèle dans cet extrait une forte proportion de Propylamine et d'ammoniaque; en outre, elle nous permet d'y constater la présence de plusieurs autres éléments importants, notamment d'une énorme proportion (plus de 50 pour 100) de graisse associée à la matière glycogène du foie.

J'entrepris alors une série d'observations, tant au point de vue physiologique qu'au point de vue thérapeutique. Je me propose dans cette brochure d'en présenter le résumé fidèle et scrupuleux. J'ai employé l'Extrait de foie de morue de Meynet en dragées, tantôt pur, tantôt associé à d'autres médicaments : carbonate de fer, iodure de fer, iodure de potassium, proto-iodure de mercure, soufre, quinine, hypophosphite de chaux, etc., qui me paraissaient devoir trouver dans cet excipient un adjuvant convenable ou un correctif heureux.

J'ai traité plus spécialement : les maladies des organes digestifs, celles des organes respiratoires, celles des nerfs, les maladies dyscrasiques et cachectiques. Mes expérimentations ont porté sur à peu près mille malades; de ce nombre, la moitié a été totalement guérie, un quart environ a obtenu une très grande amélioration; un quart, enfin, n'en a obtenu aucun effet durable. Ce sont là de magnifiques résultats, et, au nom de mes nombreux clients soulagés ou guéris dont je me fais ici l'interprète, je remercie M. Meynet d'avoir réussi à substituer à un remède nécessaire, mais d'un usage trop souvent impossible, une médication bien plus puissante et d'une administration simple, facile, agréable.

Les pilules dragéifiées de Meynet, de plus en plus conseillées, à la grande joie des malades, par les médecins qui les apprécieront mieux, remplaceront dans un avenir prochain l'huile de foie de morue et ses congénères; elle feront tomber dans le plus complet oubli cette volumineuse pharmacologie qui accuse si largement les efforts vainement tentés jusqu'à ce jour pour utiliser ou remplacer ce précieux médicament.

J. DE KALENICZENKO.

30 janvier 1870.

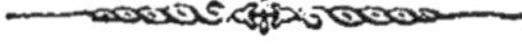

PREMIÈRE PARTIE

NOTICE HISTORIQUE

SUR LA

PROPYLAMINE

Amicus Plato, sed magis amica
Veritas.

§ I.

Des propriétés et des usages de l'huile de foie de morue.

Que de temps et de travaux perdus à chercher le moyen d'administrer l'huile de foie de morue sous un volume moindre, d'en dissimuler l'odeur et la saveur désagréables, et d'en permettre l'ingestion aux estomacs débiles.

Plus d'un siècle déjà s'est écoulé depuis que de la Suède, de la Norwége et de Terre-Neuve, son usage s'est introduit dans le monde entier. Loin de diminuer, sa consommation à titre de médicament s'est au contraire considérablement accrue, et pourtant son odeur et sa saveur en font un objet de dégoût pour la généralité des malades. S'il est démontré par l'expérience que la majorité de ceux qui la peuvent digérer en obtiennent de merveilleux effets, il n'en est pas moins vrai qu'un grand nombre de personnes à qui elle est rationnellement prescrite ne la peuvent supporter. On peut affirmer, sans exagération, que sur cent malades phthisiques, scrofuleux, rhumatisants, etc., quatre-vingts au moins sont obligés d'y renoncer, car elle leur occasione des renvois, des nausées, des douleurs d'entrailles, des dérangements intestinaux, et, s'ils essaient de persister à en prendre, des vomissements tels qu'ils rejettent non-seulement l'huile ingérée, mais encore de la bile en quantité.

Force est donc, d'avoir recours à d'autres médicaments, à de prétendus succédanés qui, malheureusement, ont un mode d'action très différent, ne répondant pas aux mêmes indications et qui rarement produisent les effets qu'on en attend. L'impuissance où l'on est de remplacer ce médicament, son efficacité remarquable sur les malades qui le digèrent, expliquent la persévérance des médecins anglais, belges, suédois, français et surtout russes à le prescrire dans les cas où il est formellement indiqué.

Il faut l'avouer, en médecine, comme d'ailleurs en toutes choses, la mode impose souvent ses caprices; elle fait vivre d'une vie brillante, mais sans lendemain, des produits dénués de mérite; de jeunes docteurs enthousiastes des idées de progrès, désireux de se distinguer, quittent les sentiers battus, négligent les remèdes consacrés par l'expérience pour prôner outre mesure les nouveaux venus; de vieux praticiens, jaloux de se tenir au courant des découvertes récentes, prêts à acclamer la vérité, mais ne voulant le faire qu'à bon escient, les conseillent à leur tour et les soumettent à de sérieuses expérimentations; ce qui n'est pas né viable, ne tarde pas à périr et ces éphémères retombent dans le néant.

Ce ne fut point un caprice de la mode qui mit en honneur l'huile de foie de morue. Aujourd'hui comme hier, demain comme il y a cent ans, elle est et restera un remède d'une incontestable valeur thérapeutique.

§ II.

De l'huile de foie de morue. — Son emploi comme aliment.

Dans l'extrême nord, sur les rivages de l'Océan glacial, là-bas dans ces contrées où l'homme dispute son existence à ce froid terrible de 40 et même 45 degrés qui solidifie le mercure, l'huile de foie de morue est l'aliment indispensable; aussi l'habitant autochtone la digère-t-il facilement; il lui doit son visage gras, rond et comme gonflé.

Cette graisse ainsi déposée par le travail de la digestion dans l'organisme et principalement dans le tissu cellulaire sous-cutané, fournit à la respiration le carbone dont elle a besoin, entretient la vie comme le fait la nutrition elle-même et permet au corps de conserver à l'intérieur sa température normale; c'est un aliment respiratoire, ayant le même genre d'action que l'eau-de-vie dont on fait usage dans les pays moins froids et éloignés du pôle.

Aux jours de fête, les habitants des régions polaires servent à leurs invités, en guise de vins et de liqueurs, l'huile de foie de morue; accroupis autour du foyer dans leurs habitations feutrées (*yurta*), ils se passent de mains en mains le vase grossier plein de cette huile et ils boivent à même de grands coups; cette boisson favorite, loin de les enivrer, leur donne au contraire une force et une énergie nouvelles; grâce à elle, ils résistent victorieusement au froid qui étreint cette nature désolée; ils y deviennent presque insensibles, aussi ignorent-ils les catarrhes qui sévissent si cruellement dans les climats tempérés, et ils échappent par conséquent aux maladies consécutives qui débilitent l'organisme.

Les Esquimeaux se nourrissent presque exclusivement de poissons desséchés et pulvérisés, mêlés ordinairement au Lichen d'Islande (*Cetraria islandica*, ACHARIUS), et au Lichen des rennes (Lichen *rangiferinus*, LIN.; *Cladonia rangiferina*, HOFFMANN; *Cenomyce rangiferina*, ACHAR.), dont ils font une espèce de pain ; morses, veaux marins, poissons et oiseaux de mer, qui toujours contiennent en quantité de la graisse, tel est le fond de leur nourriture ; ils boivent le lait des rennes, et quelquefois, mais seulement aux grands jours, ils mangent la chair de cet animal si précieux pour eux, de ce compagnon, de cet ami sans lequel il leur serait impossible de vivre (1). Ces peuplades, sous l'influence de ce froid intense et des aliments gras, jouissent en général d'une excellente santé et sont fort vigoureux ; ils atteignent les limites extrêmes de la vieillesse sans infirmités ni décrépitude ; il n'est pas rare de voir parmi eux des hommes de quatre-vingts ans passés, entreprendre de lointaines excursions, se livrer aux mêmes travaux que dans leur jeunesse, et même procréer des enfants ; malheureusement ils sont la proie d'un fléau terrible qui les défigure, les estropie, les décime. La Syphilis traînant après elle son cortége hideux, se propage chez eux avec la plus extrême facilité ; ils ne savent pas la traiter, ne l'essaient même pas, car ils la considèrent comme une punition de leur Dieu, et ceux d'entre eux qu'on soumet à un traitement rationnel, rarement parviennent à se guérir ; la médication est pour ainsi dire paralysée par ce froid de huit mois sur douze.

L'huile de foie de morue fut donc primitivement employée à titre d'aliment. De temps immémorial, les Lapons et les diverses hordes des régions polaires en faisaient un des éléments essentiels de leur nourriture.

Quel ne fut pas l'étonnement des premiers voyageurs qui pénétrèrent dans ces contrées où l'intensité du froid semble devoir rendre toute existence impossible, d'y trouver des hommes, presque des nains, il est vrai, sains, robustes, vigoureux ! Où puisaient-ils la force de vivre et les moyens de conserver en eux la température nécessaire à la vie ? Ils

(1) Leur respect pour la vie du Renne est tel qu'ils ne le tuent jamais, excepté dans le cas où griévement blessé, ne pouvant guérir, c'est presque un devoir que de lui épargner des souffrances ; ils ont l'habitude d'enterrer l'animal mort ou de réserver sa chair pour la servir dans les festins qui accompagnent les solennités.

les étudièrent dans leurs mœurs et leur mode d'alimentation, et ils comprirent que ce régime, en grande partie composé de graisse de poisson était la condition *sine qua non* de leur existence; ils les imitèrent; au rhum, à l'eau-de-vie, aux spiritueux dont l'action sur l'organisme est d'autant plus funeste que le froid est plus rigoureux, ils substituèrent l'huile de poisson et devinrent ainsi eux-mêmes bien moins sensibles au froid, bien plus capables de lui résister. Leurs récits publiés en Europe firent connaître l'huile de foie de morue, et les médecins cherchèrent dès-lors à l'utiliser comme médicament.

On prescrivit tout d'abord l'huile brune non épurée contre les maladies de poitrine; appliquée au traitement de la phthisie, elle procure dans la première période de cette redoutable maladie un soulagement considérable : diminution de la toux, suppression de la fièvre et des sueurs; sans être absolument contre-indiquée dans les deux autres périodes, elle est loin de s'y montrer aussi efficace; elle tend au contraire à augmenter la diarrhée. Les médecins russes la conseillèrent, les premiers, avec succès dans les diverses maladies de la diathèse scrofuleuse, principalement chez les enfants. Des essais également favorables furent tentés contre les affections rhumatismales, celles de la peau et celles du système lymphatique; elle devint rapidement d'un usage général. Sa popularité s'est accrue de jour en jour, fondée sur des faits de plus en plus nombreux démontrant son efficacité contre plusieurs maladies réputées jusque-là presque incurables.

§ III.

Composition des huiles de foie de morue.

Les savants, toujours curieux, toujours en quête du pourquoi des choses, ne pouvaient se borner à enregistrer les guérisons dues au nouveau médicament; ils voulurent aller plus loin et connaître sa composition intime; les variétés

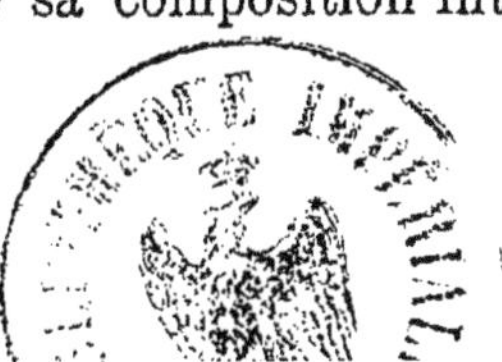

d'huile que nous fournissait le commerce, huile dite blanche, mais en réalité d'un jaune clair, huile ambrée, huile brune, furent successivement analysées. MM. Jongh, Girardin, Preisser, Marder et quelques autres, ont publié leurs analyses ; nous ne les suivrons pas dans les détails précis de leurs travaux, nous contentant de les apprécier et d'en signaler les points principaux ; ils s'accordent sur la composition générale des huiles de foie de morue, ils constatent la présence des mêmes principes constituants, mais ils diffèrent entre eux sur les proportions ; de leurs travaux, il résulte que ces huiles contiennent, en minime quantité les éléments *Iode, Chlore, Phosphore, Brôme,* que la brune paraît la plus riche en métalloïdes, que la presque totalité des substances propres à tout organisme entre dans leur composition, qu'on y retrouve également les produits spéciaux du fiel.

M. Jongh, en outre, a signalé sous le nom de *Gaduine* une matière mal étudiée par lui, qui n'est pas, comme il le croit, un principe particulier, mais simplement l'union intime, naturelle, de la substance glycogène et de la graisse du foie.

Et cependant, quelques complètes que paraissent, à première vue, les analyses données par les auteurs, nous sommes obligés de constater leur insuffisance ; pas n'est besoin pour cela d'avoir recours aux réactifs ; notre organe olfactif seul nous avertit de la présence, dans cette huile, d'un principe qui la caractérise, lui donne son individualité et nous empêche de la confondre avec les autres corps gras.

§ IV.

De la Propylamine.

Ce principe, peu étudié encore et qui mérite pourtant de l'être, c'est la Propylamine (1).

(1) Propylamine, propyliaque, ammoniaque composé, correspondant à l'acide propionique ou acide butyro-acétique ; chimiquement, elle est

Entrevue ou soupçonnée par plusieurs, elle n'avait pas encore été isolée et n'avait pu servir de base à des expérimentations. Découvert par Wertheim en 1850, utilisé comme médicament par Awenarius, et surtout par le professeur Neliubin, de Saint-Pétersbourg (1); cet alcaloïde a été expérimenté sur une large échelle depuis cette époque, par les médecins russes, allemands et anglais; en France, jusqu'ici, il ne paraît pas avoir été employé et pourtant les résultats obtenus sont de nature à encourager les expérimentateurs.

L'huile de foie de morue en contient à peine; elle lui doit cependant ses propriétés spéciales. L'Extrait de foie de morue de Meynet, sur lequel nous reviendrons, est au contraire riche en Propylamine, et je n'hésite pas à attribuer à cette cause sa très-remarquable efficacité.

§ V.

Des origines naturelles de la Propylamine.

Chose étrange, ce principe, si longtemps ignoré, exi abondamment dans la nature organique aussi bien dans le règne végétal que dans le règne animal.

représentée par une molécule de propyléne (*) C^6H^6, avec une molécule d'ammoniaque AzH^3. C'est un liquide volatil, incolore, d'une odeur ammoniacale pénétrante quand elle est concentrée, très-étendue, d'une odeur analogue à la saumure de harengs ou de sardines, très-soluble dans l'eau, douée d'une forte réaction alcaline, elle se combine énergiquement avec les acides, pour former des sels cristallisables, presque tous solubles dans l'eau et l'alcool, décomposables par la chaleur et par les alcalis fixes, et exhalant une odeur de poisson. Comme l'ammoniaque, elle émet des vapeurs blanches au contact d'une baguette de verre imprégnée d'acide chlorhydrique. Cet alcaloïde artificiel a été découvert par Wertheim, qui l'a préparé en distillant de la narcotine avec de la potasse. Le docteur Awenarius, de Saint-Pétersbourg, l'introduisit le premier dans la matière médicale, il le conseilla dans le rhumatisme articulaire.

(*) Propylène, tritylène, Gerhardt, C^6H^6 carbure d'hydrogène, c'est un gaz suffocant, d'une odeur phosphorée particulière rappelant celle de la marée, d'une saveur douceâtre, recueilli, en décomposant la glycérine par l'iodure de phosphore.

(1) Ce professeur, il y a une quinzaine d'années, a même indiqué un procédé pour obtenir la Propylamine à l'état pur de la saumure de harengs.

De la Propylamine dans le règne végétal. — La famille des Chénopodiacées nous fournit un nombre considérable de plantes que j'appellerai *propylamiques,* entre autres le *Chenopodium vulvaria*, LIN. *(Chenopodium olidum*, en russe *Pisdoduch* ou *Mandaduch*, mots qui ont la même signification que celui de *Vulvaria).* Cette plante exhale constamment, à l'état frais, l'odeur de la Propylamine ; je l'ai employé en infusion intus et extra contre les ulcères atoniques, je l'ai prescrit comme sudorifique dans les affections catarrhales, et je la considère comme un médicament d'une rare efficacité. Le Chenopodium vulvaria est très commun dans la province du Caucase. Je me propose de publier plus tard le résumé de mes observations, recueillies pendant une pratique de plusieurs années dans cette région.

Deux genres riches en espèces, genre *Cratægus*, genre *Sorbus* (famille des Rosacées, section des Pomacées), nous présentent des plantes qui exhalent, au moment de la floraison, une forte odeur de Propylamine et dont les fruits, principalement ceux du genre Sorbus, en contiennent une quantité appréciable ; citons les Cratægus oxyacantha, Linn. (Aubépine), C. monogyna, Willd. C. coccinea, Linn. C. crusgalli, Linn. C. calpodendron, Ehrh., etc.; les Sorbus aucuparia, Linn. (Sorbier des oiseaux), S. canadensis, Mich., S. domestica, Linn. (Cormier), S. hybrida, Linn. S. sambucifolia, Chamiss., S. lanuginosa, Hort., etc.

Nous signalerons encore dans la famille des Caprifoliacées, le genre Viburnun, V. opulus, Linn. (Obier), V. lantana, Linn. (Viorne), V. pyrifolium, Poir., etc.; le genre Sambucus, S. ebulus, Linn. (Hyeble), S. nigra, Linn. (Sureau), S. racemosa, Linn. (Sureau à grappes).

La flore de Russie, riche en arbres et arbrisseaux d'espèces variées n'en possède pas un qui contienne plus de Propylamine que le Viburnum opulus. Longtemps avant que l'analyse en eut été faite, analyse qui a révélé en outre la présence de l'acide valérianique, son emploi était populaire contre les diverses formes de la Scrofule, maladie très commune dans mon pays, à tous les degrés de la hiérarchie sociale. La décoction des branches du Viburnum est recommandée, prise à l'intérieur sous forme de boissons, à l'extérieur en fomentations dans les cas de plaies cancéreuses ou de mauvaise nature. Sous l'influence de cette médication, les ulcères se cicatrisent, les fonctions digestives s'améliorent, le sommeil revient calme et réparateur, les malades en éprouvent un mieux très-marqué. Des baies de cet arbuste, on prépare un sirop qui passe pour incisif et pectoral; on le conseille fréquemment dans le catarrhe chronique et la toux des vieillards.

Nos richesses végétales nous paraissent bien mesquines, si nous les comparons à celles des régions tropicales. Sous un ciel perpétuellement embrasé, la nature se tord en des ardeurs inouïes, ses productions sont de monstrueuses splendeurs étincelantes de coloris, bizarres de formes, puissantes d'aromes; la végétation est exubérante, magnifique; nos plantes les plus modestes, ou du moins celles de ces contrées qui appartiennent à nos familles européennes, participent, elles aussi, à cette débauche de luxe, de couleurs, de parfnms. Les espèces propylamiques sont nombreuses au Cap, toutes douées d'une intensité d'exhalation prodigieuse; les Asclépiadées, par exemple, si insignifiantes, si dépourvues de vices ou de vertus en nos climats tempérés, sont sur cette terre de feu d'une rare énergie. Citons les genres : *Stapilea :* S. grandiflora (Mass.), S. hirsuta (Jacq.), S. glauca (Jacq.), S. revoluta (Mass.), S. variegata (Linnée). *Huernia :* H. tubata (R. Brown), H. pillosissima (Celse). *Apteranthès :* A. goussoniana (Bot. Reg.), A. cylindrica (Ad. Brogniard), etc.

Ces plantes, au moment de la floraison, ont l'odeur de notre vulvaria, mais centuplée; les fleurs s'épanouissent et, tant que dure la fécondation, elles projettent dans l'atmosphère une très forte odeur propylamique, encens nauséabond qu'elles semblent vaporiser pour célébrer leurs noces. La fécondation terminée, l'enveloppe florale se flétrit et l'exhalation propylamique disparaît.

Ces diverses Asclépiadées ne sont pourtant que les humbles satellites d'une espèce appartenant à une autre famille sur laquelle j'appelle l'attention du monde savant. Plante parasite, elle naît sur les racines de diverses dycotilédonées, elle n'a ni feuilles, ni tiges, elle est toute fleur, une fleur d'un mètre de long, elle sort de terre, s'y étale à demi-couchée et dans une courbe gracieuse relève vers le ciel l'extrémité de sa corolle, elle rappelle, mais démésurément agrandie, notre Orobanche, espèce également parasite, Robert Brown l'a appelée Rafflesia Arnoldi.

Le genre Rafflesia donne son nom à une grande famille, celle des Rafflesiacées, dans laquelle nous mentionnerons le Cytinus hypocistis (Linnée), dont la résine entrait autrefois dans la Thériaque.

Les Rafflesiacées appartiennent à la classe des dycotilédonées inférieures, elles sont proches parentes des Aristolochées, la plupart d'entre elles atteignent des dimensions énormes, elles n'ont pas de feuilles, pas de tiges, elles sont portées quelquefois par un pédoncule très court, pourvu d'écailles imbriquées, ce sont des plantes-fleurs entourées de bractées, à calice simple, monophile, à étamines nombreuses, à fruit indéhiscent renfermant des graines nombreuses, ayant un embryon celluleux avec ou sans albumine.

La Rafflesia Arnoldi projette pendant la fécondation une odeur horriblement intense de Propylamine et de carbonate d'ammoniaque qui empeste l'atmosphère à une distance de plus de 100 mètres, son odeur est telle que les animaux qui vivent de cadavres s'y laissent tromper, se dirigent vers elle, puis s'en éloignent sans y toucher, après avoir reconnu leur erreur; plus crédules, les insectes coléoptères et dyptères viennent y déposer leurs œufs, ces œufs éclosent, mais les petits périssent faute d'aliments.

La Rafflesia peut être nommée la reine des plantes propylamiques, et il est vraiment malheureux que nous manquions de détails précis et d'observations exactes sur les propriétés et les usages de cette plante originale que l'induction nous permet de considérer comme un médicament très sérieux.

Si je voulais ici relater toutes les plantes, arbres, arbustes, arbrisseaux qui, d'après mes propres observations, contiennent de la Propylamine et en possèdent les propriétés médicales, j'aurais à dresser un très long catalogue. Je crois, toutefois, en avoir assez dit sur ce sujet.

De la Propylamine dans le règne animal. — Il nous reste, pour compléter l'exposé des origines naturelles de la Propylamine, à jeter un rapide coup d'œil sur le règne animal, et, sans nous attarder à signaler la présence de cet alcaloïde dans les espèces qui n'en fournissent que des traces, nous vous parlerons immédiatement de l'immense classe des poissons de mer, dont les nombreux genres et espèces fournissent, en proportions relativement énormes, la Propylamine unie aux métalloïdes, Iode, Chlore, Phosphore, Brôme.

Je vous citerai le genre *Clupea*, qui renferme plusieurs espèces alimentaires dont il se fait une consommation incalculable; Clupea harengus Linn. (Hareng commun), sa saumure a une odeur propylamique très prononcée; Clupea Alosa, Linn. (Alose), manger délicieux dont sont très friands les habitants de la Petite Russie et de l'Ukraine, qui le tirent des ports de la mer Noire, où il est très commun et où s'entassent les produits de la pèche, en attendant leur installation sur les charriots attelés de Bœufs, qui les transportent dans l'intérieur des terres; Clupea sprattus. Linn. (Sardine commune), Kilky (Sardine de Russie), etc.

Le genre Acipenser (1) (Esturgeons), également comestible et dont la plupart des espèces sont fort estimées; Acipenser Huso, Linn. (grand Esturgeon ou Hauser). A. ruthenus, Linn. (petit Esturgeon ou Sterlet); A. sturio, (Esturgeon commun); A. stellatus, Pall. (Scherg); des diverses espèces d'Esturgeons, on prépare ce qu'on nomme en Russie Balyk gras, mets très estimé qu'on utilise comme provision de bouche dans les voyages à travers les steppes du midi de

(1) Les Esturgeons habitent principalement les fleuves qui se jettent dans la mer Noire, celle d'Azof et la mer Caspienne. La membrane externe de leur vessie natatoire, lavée et desséchée, fournit l'ichthyocole, colle de poisson ; la meilleure provient de l'Esturgeon commun.

la Russie, où les habitations sont pauvres et clair semées; ce n'est autre chose que les muscles dorsaux de ces poissons imprégnés de la graisse du tissu cellulaire liquéfiée par la chaleur du soleil (mars, avril, mai).

Sur les bords de la mer Noire, de la mer d'Azof, de la mer Caspienne, à l'embouchure des grands fleuves, on pêche d'incalculables masses de poissons dont on sale une partie, dont on fume l'autre dans des fumoirs spéciaux à la fumée des sarments de vigne, provenant de la taille de cet arbuste, cultivé en grand dans cette vaste région, connue sous le nom de Nouvelle-Russie. L'étranger qui, pour la première fois, se trouve en présence de ces montagnes de poissons, reste stupéfait; il lui paraît impossible que la Russie à elle seule puisse les consommer; il en est ainsi pourtant, en moins d'une année tout est absorbé; mais aux deux jours par semaine, le mercredi et le vendredi, où le peuple fait maigre et vit uniquement de poissons, il nous faut ajouter les semaines de nos quatre grands carêmes, pendant lesquelles ils forment sa nourriture presque exclusive : carême qui précède Pâques, d'une durée de sept semaines; carême de Noël, long de quatre à cinq semaines; celui des saints Pierre et Paul qui en dure trois, et enfin celui de l'Assomption qui est de deux.

J'ai joui moi-même, une fois en ma vie, de ce pittoresque tableau; c'était sur les bords de la mer d'Azof, à l'embouchure du Don, sur une vaste étendue, à des hauteurs inouies, étaient amoncelés, les uns sur les autres, des milliards de poissons. J'étais émerveillé de cette prodigieuse fécondité de nos mers; mais si l'intelligence reste confondue devant un tel spectacle, si l'œil ne peut se lasser de l'admirer, l'odorat brutalement impressionné par cet atmosphère de Propylamine qu'on respire et qui pénètre hommes et choses, vous oblige bien vite à quitter ces parages. Ma visite dura moins d'une heure; mes vêtements restèrent plusieurs jours infectés de cette âcre senteur; les rybacy (marchands de poissons) en sont tellement imprégnés, qu'ils la portent constamment avec eux et qu'il leur est impossible de s'en débarrasser jamais.

Ces populations de pêcheurs qui vivent dans un milieu chargé d'émanations propylamiques et se nourrissent d'aliments, dont la Propylamine est, si je puis m'exprimer ainsi, l'essence, sont saines, robustes, aptes aux travaux les plus durs.

Les *médecins russes*, et ceci me semble mériter d'être connu du monde médical, ont l'habitude de prescrire comme base du régime hygiénique, aux personnes atteintes de catarrhes chroniques, de commencement de tuberculisation des poumons, de manger chaque jour à jeun ou la laitance de Harengs, ou des Harengs entiers macérés dans du lait, ou le caviar, ou encore le Balyk gras. Cè régime maintient l'appétit, calme la toux sèche et procure aux malades un soulagement très réel.

Ces considérations générales, bien que sommaires, m'ont paru d'utiles prolégomènes à l'exposé net, sincère, convaincu que je vais faire ici de mes longues et scrupuleuses études sur un médicament d'ordre propylamique.

§ VI.

De l'Extrait de foie de morue.

L'Extrait de foie de morue, tel qu'il est préparé par M. Meynet, pharmacien de Paris, contient : plus de moitié de son poids de matière glycogène du foie, naturellement et intimement unie à la graisse de ce même foie, près de trois pour cent de propylamine, autant d'Ammoniaque, deux pour cent d'acide phosphorique, une proportion relativement importante de métalloïdes, Brôme, Chlore, Iode, toutes substances qui entrent également dans la composition de l'huile de foie de morue, mais à doses très faibles, et lui communiquent néanmoins les propriétés curatives qu'on lui attribue; aussi je puis affirmer, mes observations en fournissent la preuve, que l'Extrait de foie de morue est un médicament incontestablement supérieur à l'huile de foie de morue.

Action physiologique de l'Extrait de foie de morue. — Avant d'aborder cette consciencieuse étude d'un médicament d'une très-grande valeur thérapeutique, avant de faire l'exposé sincère d'une expérimentation minutieusement conduite pendant plus de six ans et qui porte sur près d'un millier de malades, je crois devoir déclarer que j'ai toujours et exclusivement employé l'*Extrait de foie de morue de Meynet de Paris* et les divers produits pharmaceutiques à base de cet Extrait préparé par ce pharmacien ; que, par conséquent ce que je pense, ce que j'écris sur les propriétés et l'efficacité de l'Extrait de foie de morue se rapporte uniquement à l'Extrait fabriqué par Meynet et aux produits de Meynet.

Tel qu'il est obtenu des eaux de foie de morue, par les méthodes les plus propres à conserver les principes fixes sans changement dans leur état de combinaison moléculaire, à empêcher la déperdition des principes volatils, à assurer la constante régularité de son action, l'Extrait de foie de morue possède au plus haut degré la forte et franche odeur de la Propylamine, ainsi que sa désagréable saveur ; double et sérieux obstacle à son emploi en médecine. On ne peut raisonnablement espérer vaincre cette difficulté par l'addition de substances capables de détruire cette odeur et cette saveur sans être arrêté par la crainte parfaitement justifiée de détruire le remède même. M. Meynet s'est donc borné à présenter son Extrait sous forme de pilules dragéifiées, c'est-à-dire recouvertes d'une enveloppe compacte, serrée, de gomme et de sucre, suffisante pour en rendre l'ingestion facile et cependant très-soluble dans l'estomac.

Les dragées Meynet pour adultes et les petites dragées pour enfants (grains Meynet) n'ont aucun des inconvénients de l'huile de foie de morue ; elles n'inspirent ni répugnance, ni dégoût ; elles n'irritent pas la gorge, elles ne provoquent ni nausées, ni vomissements ; le malade qui en prend une, deux et même trois à la fois, si cela est nécessaire, éprouve, une demi-heure après les avoir prises, une douce et agréable chaleur dans l'estomac, bientôt suivie du désir de manger; le même phénomène a également lieu chez l'homme bien portant; l'appétit venu, le malade mange, la digestion s'opère régulièrement, la constipation, même opiniâtre, avec ténesme, efforts douloureux, cesse par l'emploi journalier de six à huit dragées, les coliques flatulentes se calment, les intestins fonctionnent facilement; l'usage prolongé de ces mêmes dragées amène une amélioration notable de l'état général, le sommeil est calme, la secrétion des urines se fait convenablement, de rouges, troublées, sédimenteuses qu'elles étaient, elles deviennent jaune paille et ne laissent déposer qu'une insignifiante quantité de sédiment blanchâtre contenant un peu de phosphate de chaux, les chairs se remplissent, les formes s'arrondissent, l'embonpoint renaît, la respiration est plus libre, plus profonde, les mouvements de locomotion deviennent plus vifs, plus énergiques, les forces s'accroissent; enfin, quatre-vingt-dix fois sur cent, on constate chez les personnes qui ont pris sans discontinuité trois ou quatre cents dragées une augmentation en poids : les unes ont acquis une ou deux livres, d'autres trois ou quatre, j'en ai même vu qui avaient gagnés cinq et six livres. J'ai remarqué chez plusieurs, sur le dos et sur la poitrine, une éruption à la peau de forme exanthématique, que j'ai nommé *Exanthème propylamique*. Ce phénomène annonce toujours l'heureuse terminaison de la maladie.

J'ai fréquemment conseillé ces dragées à des enfants mous, paresseux, lymphatiques; leur appétit s'en augmentait considérablement et devenait constant; ils étaient plus gais, plus vifs, plus forts, résistant mieux à la fatigue; leur sang était, au bout d'un certain temps, plus fibrineux, plus coloré, plus riche en Hématies. L'Extrait de foie de morue n'est pas sans avoir une influence très-marquée sur le flux catamenial dont le retour et la durée cessent d'être capricieux. Le sang menstruel des femmes anémiques soumises à ce régime devient plus épais; les douleurs de reins, les coliques de bas-ventre, la lassitude dans les jambes, symptômes qui, dans la Dysmenorrhée, précèdent et accompagnent l'apparition des règles, deviennent tolérables et tendent à se dissiper complétement.

De ce qui précède, il résulte évidemment que les dragées Meynet rétablissent l'intégrité des fonctions digestives, qu'elles déterminent une nutrition plus complète et par suite une augmentation des globules rouges dans le sang, un accroissement de muscles et de force musculaire, une vitalité plus énergique, qu'elles seront utilement conseillées aux sujets affaiblis, anémiques, chez lesquels la respiration est incomplète, gênée, dans les maladies dyscrasiques ou cachectiques.

L'Extrait de foie de morue est donc un analeptique, le plus puissant peut-être de tous. Alors que cette admirable loi physiologique qui régit la nature organisée, vivante dans l'incessante rénovation de sa substance, molécule par molécule, a été altérée soit par la transmission d'un vice héréditaire, soit par excès de travail, abus des plaisirs, misère ou par une cause quelconque; alors que la nutrition est incomplète, insuffisante, mal rythmée en son double mouvement d'*assimilation*, c'est-à-dire d'appropriation, de transformation chimico-organique de l'aliment en substance semblable à la substance préexistante dont le rôle est fini, et de *désassimilation*, c'est-à-dire de décoordination de la matière morte et de son excrétion; alors que la fonction de respiration s'exécute mal, que l'oxygène n'arrive pas en quantité suffisante dans les vaisseaux capillaires pour comburer les matériaux encombrants, nuisibles même, qui doivent être éliminés; que la chaleur organique, résultat des phénomènes physico-chimiques, est faible; que la vie oscille, chancelante et précaire, donnez journellement quelques centigrammes d'Extrait de foie de morue, la scène va changer, les forces vont graduellement revenir, la machine, si je puis m'exprimer ainsi, enrayée dans son travail, rentrera en plein exercice, la digestion s'exécutera parfaitement, de même la respiration, et par suite la production de la chaleur organique sera normale et la santé reprendra son empire.

Action thérapeutique de l'Extrait de foie de morue.— Me fondant sur cette action physiologique de la Propylamine, naturellement combinée dans cet extrait à d'assez fortes proportions d'ammoniaque, d'acide phosphorique, d'iode et de matière glycogène du foie en union intime avec la graisse, comme je l'ai dit plus haut, j'employai les dragées Meynet dans les maladies suivantes : *Dyspepsie, Anorexie, Cardialgies, Eructations, Digestions lentes, difficiles, avec superoxidation des sucs gastriques, Nausées, Vomissements;* le résumé qui suit de mes observations sur ce point, fera connaître avec quel remarquable succès elles agissent. J'indiquerai également dans la seconde partie de ce travail les autres maladies que j'ai traité par la médication propylamique.

SECONDE PARTIE.

ACTION THÉRAPEUTIQUE

DE LA

PROPYLAMINE

Experientia bene digesta —
basis medicinæ rationalis.

§ I.

Maux d'estomac, Digestions pénibles, accompagnées des symptômes d'Hypocondrie.

Mes observations ont porté sur 80 malades, que je diviserai en raison des résultats obtenus en quatre catégories.

1re CATÉGORIE. — 40 malades, après avoir pris de quatre cents à mille dragées, ont été radicalement guéris; ils ont pu reprendre leur genre de vie antérieure, faire usage des aliments les plus indigestes, les plus acides, sans éprouver aucune rechute.

2e CATÉGORIE. — 20 malades ont ressenti une très grande amélioration; toutefois la guérison n'a été obtenue qu'après plusieurs rechutes de moins en moins graves et plusieurs petits traitements de quinze jours à trois semaines par les mêmes dragées; je les leur ai fait continuer quatre ou cinq mois avec des repos de une à deux semaines par mois.

3e CATÉGORIE. — 10 d'entre eux, dont l'état s'était d'abord un peu amélioré, n'ont cependant retiré, de l'emploi de mille dragées, aucun mieux durable; j'ai discontinué le traitement par l'Extrait pur, et afin de combattre plus efficacement les vives douleurs de l'estomac dues à l'extrême sensibilité du *plexus solaire,* j'ai conseillé les dragées d'Extrait de foie de morue et de carbonate de fer à la dose de deux à trois dans les vingt-quatre heures ; après chaque dragée, le malade prenait quelques gouttes de teinture de Lactucarium additionnées de 10 centigrammes de Pepsine. La médication, ainsi modifiée, m'a donné les résultats les plus satisfaisants ; mes dix malades ont été guéris en moins de trois mois.

4e CATÉGORIE. — Le traitement a échoué sur les 10 malades dont il me reste à parler. J'ai été obligé d'avoir recours à une médication différente et j'ai réussi à leur procurer un mieux réel en leur prescrivant le sous-nitrate de Bismuth, associé à la Quinine et aux narcotiques.

L'observation de l'un de ces malades mérite d'être mentionnée; par le fait, la guérison dans ce cas est encore, en grande partie du moins, due à la médication propylamique. Chez cet homme, la muqueuse de l'estomac était ulcérée, l'alimentation impossible; il vomissait, chaque fois qu'il essayait de prendre la plus minime quantité de nourriture, ses forces décroissaient visiblement; il restait une semaine entière sans aller à la garde-robe; j'obtins du Bismuth et des narcotiques une très-légère diminution de ses souffrances; j'en profitais pour lui faire prendre chaque jour trois grains Meynet d'Extrait pur et de Quinine et, par-dessus, deux cuillerées d'un mélange de lait et de bouillon de Poule; je lui prescrivis en même temps, par chaque jour, un lavement de deux cents grammes de bouillon de Bœuf. Au bout de trois semaines, mon malade éprouva un mieux tellement sensible qu'il pût commencer à prendre une nourriture un peu plus substantielle : quelques petits morceaux de Poulet rôti ou de Bœuf saignant, de deux à quatre œufs à la coque dans les vingt-quatre heures, sans douleurs ni vomissements. Il fut obligé à ce moment, pour des raisons de famille, d'aller habiter la campagne. Je lui continuai mes soins par correspondance et je l'engageai à ne pas cesser la médication prescrite; sa santé si débile se raffermit et après quelques mois cet homme, qui avait été mourant, vaquait à ses occupations.

§ II.

Association de l'Extrait de foie de morue et de divers médicaments héroïques.

D'aussi remarquables succès me firent espérer que je trouverais dans le nouvel agent thérapeutique un auxiliaire utile pour combattre plusieurs affections graves contre lesquelles la médecine est trop souvent impuissante. Possédant lui-même de réelles propriétés médicales dues à cet assemblage heureux de principes actifs déjà animalisés et de facile dissolution dans le suc gastrique, je songeais à utiliser cet Extrait comme excipient et adjuvant de médicaments énergiques, et j'engageai M. Meynet à préparer, d'après mes indications, les produits suivants :

Dragées Meynet d'Extrait de foie de morue et de carbonate de fer;
»	»	»	»	»	et de protoiodure de fer;
»	»	»	»	»	et de quinine;
»	»	»	»	»	et d'iodure de fer et de quinine;
»	»	»	»	»	et de protoiodure de mercure;
»	»	»	»	»	et d'hypophosphite de chaux;
»	»	»	»	»	et de lait de soufre (pilules peptiques).

Mes prévisions ont été réalisées au delà de mes espérances; les nouvelles préparations sont incontestablement de beaucoup supérieures aux divers produits pharmaceutiques analogues. Ceci ressort évidemment de mes très-nombreuses observations comparatives, et, j'en suis persuadé, les médecins qui, dans leur pratique, tenteront les mêmes essais, se convaincront rapidement de la vérité de mes assertions.

Quel est le médecin qui prescrivant l'iodure de potassium, par exemple, même à dose faible en dissolution dans l'eau ou le sirop, n'a pas eu maintes fois l'occasion d'observer la singulière propriété que possèdent ces préparations, de produire, avant toute absorption du médicament par le sang, avant son évolution dans l'organisme, de produire, dis-je, l'hypersécrétion des muqueuses en général, inflammation de la muqueuse nasale, corysa iodique, irritation des glandes mucipares qui détermine d'abondantes sécrétions, etc. J'ajouterai même, sans crainte de la contradiction, qu'il est dangereux de prescrire cet héroïque médicament, sous cette forme, aux personnes dont le thorax est étroit, la poitrine faible et qui sont prédisposées à la tuberculisation des poumons; car, on a à redouter de voir cette puissance inflammatoire se manifester sur la muqueuse des poumons et faire déclarer plutôt la phthisie, cette terrible maladie dont la terminaison est toujours fatale.

Administrez au contraire l'iodure de potassium même à dose élevée, associé à l'Extrait de foie de morue, et vous n'avez plus à trembler de provoquer de pareils accidents; il sera absorbé par le sang, sans avoir produit cette désastreuse influence sur les muqueuses des viscères et notamment sur celle des poumons, et pourtant il accomplira son évolution et vous pourrez, comme nous l'avons fait, au moyen de l'analyse, constater sa présence dans les urines.

Nous allons maintenant exposer aussi brièvement que possible le résultat de nos observations en les classant par ordre de maladies.

§ III.

Phthisie. — Tubercules.

L'extrait pur donné dans la première période de la phthisie, calme la toux sèche, la rend moins déchirante, en diminue les accès, amène le sommeil, soutient les forces, en facilitant la digestion ; mais quoique plus lentement, la maladie n'en continue pas moins sa marche progressive ; associé à l'hypophosphite de chaux, notre médicament procure un soulagement tel, que le malade trompé par la disparition très-réelle des symptômes alarmants, croit à la guérison ; la toux devient légère, l'expectoration des parties tuberculeuses ramollies, d'abondante qu'elle était, devient presque nulle ; la diarrhée diminue, les sueurs nocturnes disparaissent ; tant que le malade fait usage des dragées, il se sent mieux ; les cesse-t-il, aussitôt tous les symptômes reviennent et la maladie reprend sa marche progressive. Est-il possible d'arrêter longtemps ce terrible ennemi? Nous ne le pensons pas ; et cependant une seule fois, il est vrai, je suis sorti victorieux de cette lutte.

Un jeune homme de vingt-huit ans, scrofuleux, phthisique au deuxième degré, se présente à ma consultation ; je lui conseillais l'emploi simultané des dragées d'Extrait et d'hypophosphite de chaux à la dose de six par jour et des dragées d'Extrait et de Quinine à celle de quatre par jour. Après trois mois de ce traitement, les cavernes du poumon gauche étaient entièrement cicatrisées, la respiration de fiévreuse et accélérée qu'elle était, devint normale ; la diarrhée, les sueurs nocturnes, après des alternatives de cessation et de réapparition, finirent par céder tout à fait. Dès la première semaine, le sommeil était paisible, l'appétit bon. Plus de deux ans se sont écoulés, il est encore plein de vie, sa santé est satisfaisante ; il n'a conservé de sa maladie qu'une faiblesse générale qui, de loin en loin, s'accentue un peu ; sa respiration est alors moins libre ; il éprouve de l'asthme ; mais ces malaises sont de courte durée ; il revient promptement à son état ordinaire ; il peut se livrer à son travail, se promener et même courir sans fatigue.

Malheureusement, de telles guérisons sont infiniment rares. Il n'est pas de maladie mieux connue dans ses prodrômes, mieux étudiée dans ses symptômes et dans sa marche ; les médecins de tous les pays s'en sont occupé et ont tenté de la guérir; tentatives vaines et impuissantes : les formulaires, les journaux, les recueils, les livres de médecine contiennent des milliers de médicaments préconisés et délaissés tour à tour; la médication bienfaitrice est encore à trouver; notre médicament, le dernier venu de cette longue liste d'antiphtisiques, peut sans doute prolonger l'existence des malades, mais son véritable mérite est de calmer les souffrances et de rendre la vie supportable.

Nous estimons toutefois que, conseillées à temps, quand la maladie n'est encore qu'à l'état latent, chose toujours facile à constater pour le médecin, les dragées Meynet d'Extrait et d'hypophosphite de chaux sont toujours utiles et peuvent souvent en empêcher l'explosion.

§ IV.

Inflammation de la muqueuse des organes respiratoires. — Bronchites. — Bronchite sèche, — humide, — capillaire. — Catarrhes chroniques, Bronchorrée.

Bronchite intense. — Vive chaleur à la poitrine, — toux fréquente, sèche, — expectoration de matière sans consistance, — oppression très-forte, — peau sèche, — pouls souvent dur et fort. — *Bronchite légère.* — Toux moins fréquente, — crachats opaques, quelquefois puriformes, — peau humide; absence de fièvre.

Contre ces deux variétés de Bronchites, j'emploie pour unique médication, les dragées d'Extrait pur et des applications de sinapismes sur la partie antérieure et postérieure du thorax. Ce traitement si simple m'a toujours réussi; aucun ne lui est comparable, la guérison est rapide.

Bronchite capillaire. — Maladie grave, — oppression de poitrine très-forte, — toux fréquente, — crachats filants, jaunâtres ou blanchâtres, — râle sibilant et surtout râle sous-crépitant, — sonorité de la poitrine sans changement ou légèrement augmentée. Contre cette forme bien plus sérieuse de la Bronchite, qui occupe un plus vaste et plus profond espace et envahit la totalité de la muqueuse ; j'emploie avec un succès qui ne s'est jamais démenti, les moyens suivants :

De trois en trois heures, deux dragées d'Extrait et d'iodure de potassium. — Frictions sur la poitrine avec le liniment ci-dessous :

> Liniment volatil camphré.............. 60 grammes.
> Extrait de Belladone............. de 1 à 2 —
> Huile volatile de Cajeput .... 6 —

Une seule boîte de cent dragées suffit ordinairement.

Bronchorrée chronique. — Expectoration considérable d'un liquide incolore, filant, transparent, mousseux, ressemblant au blanc d'œuf battu dans l'eau, ne contenant pas de matières épaisses. Cette maladie, causée par une altération de la membrane muqueuse, conséquence de Bronchites antérieures aiguës, se manifeste par des crises qui se renouvellent de deux à quatre fois par jour ; le malade, au moment du paroxysme, éprouve une très-forte oppression qui se peut comparer aux effets de la strangulation, puis des nausées et enfin rejet d'une énorme quantité de liquide, parfois deux litres ; la crise finie, le malade éprouve un grand bien-être. J'ai traité, de la Bronchorrée deux vieillards, l'un de cinquante ans, l'autre de soixante-huit ans, par les pilules peptiques ou dragées Meynet d'Extrait et de lait de soufre ; je donnais huit pilules par jour en quatre doses, après chacune desquelles mes malades buvaient une cuillerée d'eau sucrée additionnée de vingt gouttes de teinture de Benjoin. Mes malades souffraient depuis cinq ans environ : trois mois de traitement ont suffi pour les guérir, et depuis il n'y a pas eu de récidive.

§ V.

Maladies du foie et de la rate.

Ces maladies sont la suite des Fièvres intermittentes paludéennes ou telluriques ; j'emploie ce dernier mot parce que
ce genre de fièvre règne endémiquement dans les steppes
de la Russie qui sont cependant privées d'eau. Ces Fièvres
laissent toujours un trouble profond dans l'organisme ; le
foie et la rate sont hypertrophiés, souvent très durs ; leurs
sécrétions sont anormales ; il en résulte de mauvaises
digestions, une constipation opiniâtre avec tenesme, distension des intestins par les gaz ; ces malades ont le
moral affaissé, les idées tristes ; vers la nuit, ils ont une
fièvre imperceptible ; leur urine est rouge foncée, elle contient de la bile, parfois même la peau toute entière se
teinte d'une couleur jaune bilieuse due à l'épanchement
dans le sang, de la bilifulvine et de la biliverdine ; dans ces
cas, je conseille les dragées Meynet d'Extrait et d'iodure
de potassium, six dragées par jour en trois fois, de plus le
soir deux dragées Meynet d'Extrait et de Quinine ; en moins
de huit jours une notable amélioration survient, les digestions se font mieux, la constipation cesse ; au bout d'un
mois, l'endurcissement et l'hypertrophie du foie et de la
rate sont tellement diminuées, que l'examen le plus attentif
de l'abdomen permet à peine d'en retrouver les traces ;
pour compléter la guérison, je prescris les pilules peptiques
à la dose de six dragées par jour pendant un mois.

§ VI.

Hémorrhoïdes.

Cause : altération graisseuse de la sécrétion du foie, circulation du sang lente dans les viscères et principalement

dans le foie; de là, engorgement des veines, qui en devenant variqueuses amènent assez souvent une inflammation à l'anus, douleurs atroces, obstruction du rectum, constipation, distension des veines par l'accumulation du sang, rupture du sac hémorrhoïdal surtout au moment de la défécation, hémorrhagies.

En Russie, cette maladie est extrêmement commune; elle frappe principalement les personnes des classes aisées qui se nourrissent bien. Je l'attribue d'abord à la vie sédentaire et ensuite à la durée de nos rigoureux hivers, cinq mois sur douze; le froid habituellement empêche le fonctionnement du tégument commun, développe la pléthore des viscères abdominaux, prédispose aux maladies du foie et au développement des hémorrhoïdes.

Je puis dire que j'ai expérimenté bien des médications contre cette affection parfois sérieuse; la seule vraiment efficace est celle-ci : faire prendre trois fois par jour deux ou trois pilules peptiques, et, par dessus chaque dose, un verre d'eau pure froide. Dès que les intestins fonctionnent régulièrement, si le sang continue à affluer, je fais remplacer l'eau par des infusions froides de Mille-feuilles.

Quand les malades atteints d'Hémorrhoïdes m'arrivent affaiblis par de trop fréquentes et de trop copieuses hémorrhagies avec symptômes d'anémie, oppression, battements de cœur, œdème des pieds, je leur prescris six dragées par jour d'Extrait et de protoiodure de fer; les symptômes s'apaisent, et après quelques semaines mes malades sont parfaitement guéris.

§ VII.

Maladies scrofuleuses.

Elles sont si fréquentes en Russie, que je ne m'avancerai pas en affirmant qu'une moitié des habitants au moins en est atteinte. Elles revêtent les formes les plus bizarres et affectent tantôt le système lymphatique, tantôt le système osseux.

Les médecins de mon pays sont journellement appelés à voir des malheureux affligés les uns d'ulcères des articulations des pieds ou des mains, avec impossibilité de faire mouvoir les phalanges des doigts ; les autres de périostites des os longs ; ceux-ci de tuméfaction des ligaments et des cartilages des genoux ; ceux-là, enfants ou adolescents pour la plupart, d'ulcères chroniques profonds, de Lichens scrofuleux avec dégénérescence des tissus sous-jacents, de prédisposition aux tubercules, etc., etc. La Scrofule, triste héritage, se transmet souvent de générations en générations dans une même famille. Les dragées Meynet de foie de morue m'ont constamment donné d'excellents résultats ; j'ai traité les accidents les plus graves par les dragées d'Extrait à l'Iodure de potassium, alternées avec celles au protoiodure de mercure. Ces dernières m'ont été surtout utiles dans les périostites avec douleurs aiguës ; les grandes douleurs calmées, je revenais à l'emploi des dragées d'Extrait et d'iodure de potassium. L'Extrait de foie de morue diminue l'action destructive de ces héroïques remèdes anti-scrofuleux et anti-venériens, Iode, Brôme, Mercure.

§ VIII

Rhumatisme. — Goutte (diathèse urique).

La Propylamine est très-certainement le médicament qui agit avec le plus d'efficacité dans le traitement des maladies aiguës ou chroniques rhumatismales et goutteuses, et surtout dans la forme inflammatoire articulaire. J'ai expérimenté le plus grand nombre de ces prétendus anti-goutteux, prônés et annoncés comme infaillibles dans les journaux, aucun d'eux ne m'a donné des résultats, même passables.

Quant aux médications diverses indiquées par les formulaires, elles sont bien rarement utiles.

J'ai traité un grand nombre de malades dont les articulations étaient engorgées et gonflées, avec impossibilité absolue d'exécuter aucun mouvement, et qui avaient une fièvre rhumatismale continue.

Je leur ai prescrit les dragées d'Extrait et d'iodure de potassium; le pouls, qui battait d'abord 100 pulsations, tombait dans la journée à 65 ou 68, pour se relever vers le soir à 80 pulsations; une abondante transpiration et fréquemment l'Exanthème propylamique, dont j'ai déjà parlé, survenaient après une semaine d'une médication ainsi instituée : de 6 à 12 dragées par jour en plusieurs fois, après chaque dose de dragées, une tasse de décoction concentrée de *Viburnum opulus,* arbrisseau qui, comme je l'ai dit, contient de la Propylamine et de l'acide valerianique.

Dix jours de ce traitement suffisent habituellement pour procurer un soulagement considérable, calmer le malade, lui rendre le sommeil et l'appétit; je cesse alors les dragées iodurées, que je remplace par les dragées d'Extrait pur et je fais continuer les mêmes boissons.

Après vingt ou trente jours, nos malades peuvent se servir de leurs pieds et de leurs mains; ils éprouvent encore de petites douleurs dans les articulations, si les mouvements sont trop prolongés, mais elles se calment d'elles-mêmes par le simple repos.

J'ai voulu, comparativement, prescrire les pilules de Colchicine et d'acide tannique, le vin de Colchique, les préparations iodées, je n'ai jamais réussi aussi complétement et aussi rapidement qu'avec la médication dont je viens de parler.

Au traitement interne, j'ai souvent adjoint une médication externe; j'ai fait couvrir les membres endoloris d'une forte couche de collodion à la Conicine.

Collodion ricimé, ...　60 grammes.
Conicine, de,. . . . .　10 à 30 gouttes.

J'ai relevé les observations de 50 personnes soumises à cette médication ; 46 ont été radicalement guéries, pas une seule n'a eu de Péricardite ou autre affection du cœur.

Quatre ont obtenu une très-notable amélioration, mais avec une tendance marquée au retour des mêmes symptômes ; je leur ai conseillé un traitement hydrothérapique pendant tout un été ; la cure s'est maintenue.

§ IX

Névroses, maladies du système nerveux.

Migraine, Céphalalgies, Battements de cœur, Folie névropathique ou *Hystérie, Asthme, Toux asthmatique* accompagnée de crachats épais, difficiles à expectorer, parfois de vomissements ; *Troubles nerveux,* provenant d'hémorrhagies, d'épuisement, conséquence de l'abus des plaisirs ; *Toux nerveuse, Cardialgies, Entéralgies, Douleurs intestinales* provenant de l'hyperesthésie du système ganglionnaire nerveux, sans dérangements des fonctions de l'organe ; *Coliques hépatiques, Coliques néphrétiques, Spasmes de la matrice* à l'approche ou pendant les premiers jours des règles, etc., etc.

Contre cette infinie variété d'accidents, qui reconnaissent pour cause certaines perturbations du système nerveux, j'emploie avec un succès constant, les dragées Meynet, d'Extrait de foie de morue et d'iodure ferro-quinique. La dose varie, elle est plus ou moins élevée, suivant les circonstances, de 3 à 9 dragées par jour, à prendre en trois fois. Le mieux devient apparent après huit ou dix jours, s'accentue progressivement et s'achemine rapidement vers la guérison.

§ X

Toux nerveuse chez les femmes.

J'ai donné mes conseils à plusieurs femmes atteintes de toux nerveuse. Voici les symptômes observés le plus généralement : quintes de toux de dix minutes à une demi-heure de durée; entre chaque quinte, des intervalles de deux ou trois heures, pendant lesquelles la malade se sent à peu près bien; pas de crachats, oppression et douleurs dans la poitrine, excrétion fréquente et abondante d'urine incolore, irrégularité dans les menstrues qui, sous l'influence de cette toux, semblent être le plus ordinairement en avance sur l'époque habituelle; pendant les menstrues, toux plus forte, palpitations de cœur, anxiété inexprimable dans la poitrine. Je me suis assuré chaque fois, par la percussion et l'auscultation, qu'il n'existait, chez aucune d'elles, ni inflammation de la membrane du poumon, ni tubercules.

Les dragées d'Extrait à l'iodure ferro-quinique, données à la dose de deux dragées toutes les trois ou quatre heures, ont amené la guérison au bout de quarante à cinquante jours.

Une femme de trente-deux ans, d'un tempérament faible, nerveux, fortement éprouvée par les contrariétés et les chagrins, exténuée par un travail physique et moral au-dessus de ses forces, affaiblie par un écoulement leucorrhéique âcre et abondant, qui datait de trois ans environ, fut prise de quintes de toux ayant de l'analogie avec celles de la coqueluche; au début, les quintes ne se montraient que le matin et le soir; la maladie s'aggrava: cette malade n'avait plus de repos, ni jour ni nuit, elle crachait le sang; les médecins qu'elle consulta lui conseillèrent, mais sans succès, tous les calmants et antispasmodiques possibles : Morphine, Codéine, Narcéine, Digitale, Quinine, etc., etc.; deux mois durant, elle fut soumise à un régime sévère dont le lait, le coumis et l'huile de foie de morue faisaient la base; en désespoir de cause, elle me vint consulter; je me bornai à lui faire prendre la tisane de Lichen d'Islande et les dragées d'Extrait pur. La toux se calma comme par enchantement, les nuits furent bonnes, l'appétit et les forces revinrent; elle prit quatre cents dragées d'Extrait pur; l'écoulement leucorrhéique, quoique très-diminué, n'était pas tout à fait tari; il céda tout à fait aux dragées d'Extrait et d'iodure de fer et aux injections d'eau tiède simple; ma malade fut guérie, je la revis longtemps après, aucun des symptômes qu'elle avait éprouvés n'avait reparu.

§ XI

Leucorrhée.

La Leucorrhée et les autres altérations de la muqueuse de la matrice, avec écoulements jaunâtres ou verdâtres, qu'on traite habituellement par les injections astringentes, guérissent très promptement par l'emploi des dragées Meynet d'Extrait ferrugineux, à la dose de six à huit par jour. Je me borne à conseiller en même temps quelques injections avec la décoction de Verveine officinale et souvent avec l'eau pure simplement; l'anémie disparaît, les forces reviennent et l'écoulement cesse bientôt.

§ XII

Gastrorrhée intense guérie par les dragées d'Extrait pur.

Je ne résiste pas au plaisir de mentionner l'observation suivante :

Un homme qui avait grandement abusé des spiritueux, fut pris de vomissements chaque jour ; matin et soir il vomissait une quantité prodigieuse d'un liquide aqueux mêlé de glaires épaisses, il éprouvait pour les aliments azotés, une aversion insurmontable. Ayant cru remarquer une certaine diminution de ses souffrances par l'usage de la choucroute et de l'eau-de-vie, il en fit pendant quelque temps sa nourriture habituelle ; mais les symptômes s'aggravèrent, il en vint à ne plus pouvoir garder dans l'estomac la plus petite quantité d'eau-de-vie, dès qu'il essayait d'en prendre, il était obligé de la rejeter et avec elle une masse d'eau. Il était sans forces et d'une maigreur extrême ; il se décida enfin à consulter des médecins, mais ce fut inutilement ; il vomissait presque immédiatement les médicaments qui lui étaient prescrits. Lorsque je le vis, il présentait les symptômes suivants : marasme profond, pouls imperceptible, papilles de la langue hérissés, langue recouverte d'une couche épaisse de mucus blanchâtre, urine rouge vif, avec dépôt briqueté ; il accusait éprouver une saveur fétide, un dégoût absolu des aliments et des boissons, une constipation extrême ; il présentait tous les signes d'une intoxication alcoolique.

Je lui prescrivis les petites dragées pour enfants ou *Grains d'Extrait pur*, un ou deux grains trois ou quatre fois par jour, avec recommandation aussitôt qu'il serait parvenu à les garder deux ou trois heures dans l'estomac, de cesser les grains, de les remplacer par trois dragées par jour d'Extrait pur, et de continuer les dragées jusqu'au retour de l'appétit ; l'effet de cette médication si simple fut magique. Au bout de quinze jours, il commença à manger, les vomissements furent rares, la faiblesse devint moins grande ; je lui fis continuer les mêmes dragées, mais en en doublant la quantité ; trois mois plus tard, mon malade était guéri et de sa Gastrorrhée et de son ivrognerie.

§ XIII

Anémie, Chlorose

Faiblesse générale, respiration pénible, palpitations de cœur, pouls petit, accéléré, quelquefois intermittent, digestion lente, appétit capricieux.

L'Anémie mal soignée, négligée, devient plus grave, elle est accompagnée des symptômes suivants : irritabilité extrême du système nerveux, hystérie, hypocondrie, idées noires, angoisses, fréquentes envies de pleurer, menstrues irrégulières, écoulement muqueux se prolongeant d'une époque à l'autre, sang à peine rosé, migraine, douleurs de tête, face pâle, œdémateuse, oreilles transparentes, extrémités froides, urines aqueuses, abondantes, vue affaiblie et comme couverte d'un voile, tintement des oreilles, tremblement des membres, démarche chancelante, toux sèche, gutturale, avec des accès matin et soir.

J'ai traité beaucoup de femmes et de jeunes filles anémiques plus ou moins gravement malades ; j'ai recueilli une centaine d'observations. J'ai employé tantôt les dragées Meynet d'Extrait ferrugineux, tantôt celles à l'iodure ferroquinique, à la dose de trois à neuf dragées par vingt-quatre heures, à prendre en trois fois, et j'ai prescrit de boire, après chaque dose, une tasse d'infusion faite avec Camomille, fleurs d'Oranger, Mille-feuilles, une pincée de chaque. L'annotation qui suit l'observation est toujours la même; guérison.

L'une de ces malades a présenté des phénomènes vraiment curieux, et que j'ai eu très-rarement l'occasion de voir se manifester avec autant de ténacité.

Mlle X..., âgée de quinze ans et demi, réglée à quatorze ans, pertes considérables de sang à chaque menstruation, santé généralement bonne.

Cette jeune fille fut, sans cause apparente, prise subitement d'un léger mal de gorge, accompagné d'une petite toux sèche. A ces symptômes qui disparurent seuls au bout de deux ou trois jours, succéda un état spasmodique des muscles expirateurs et laryngiens, avec émission involontaire d'un cri ressemblant à celui du hibou, ou encore aux aboiements d'un jeune chien, ce qui constitue la forme de chorée dite *délire des aboyeurs*. Ce cri était tellement aigu, qu'il retentissait non-seulement dans les diverses parties de la maison, mais que les fenêtres fermées on l'entendait même de la rue, au point de faire retourner les passants qui se demandaient avec inquiétude quelle bête pouvait pousser de pareils cris. Au début, les nuits étaient bonnes; les cris ne se renouvellaient que trois ou quatre fois par jour, mais la maladie s'aggrava; nuit et jour, toutes les heures, tous les quart-d'heure, la jeune fille poussait involontairement ce cri singulier. C'était un véritable martyre; elle était réduite à un état de maigreur effrayant; sa voix était sans timbre, on ne l'entendait plus; les crises diminuèrent pendant la durée des règles pour reprendre ensuite avec une intensité extrême. A chaque instant elle était sur le point de tomber en syncope. Plusieurs médecins, entre autres mon honorable collègue, M. Groubé, l'un des hommes les plus éminents de notre université, l'avaient vu et lui avaient inutilement prescrits les antispasmodiques et les narcotiques sous toutes les formes. Elle était dans cet état depuis près d'un mois quand je fus appelé en consultation; je conseillais immédiatement des promenades au grand air; je prescrivis de deux à trois dragées d'Extrait et d'iodure de fer pour le jour, et deux dragées d'Extrait et de quinine pour la nuit. Je continuais à voir notre intéressante malade avec nos confrères.

Mes prescriptions furent très-exactement suivies; dès la quatrième semaine elle était en pleine convalescence; en moins de deux mois elle fut complétement remise et cette bisarre affection n'a plus jamais reparue depuis.

§ XIV

Héméralopie crépusculaire. — Guérison par les dragées d'Extrait pur.

On sait en quoi consiste cette singulière maladie; du lever au coucher du soleil, la personne qui en est atteinte et dont la santé générale ne paraît d'ailleurs pas altérée, y voit parfaitement; du coucher au lever du soleil, même en pleine lumière artificielle, elle n'y voit goutte; elle est comme aveugle.

Chez moi, dans la petite Russie, les nuits d'été sont très-claires; le ciel est d'un magnifique azur, les journées sont chaudes, le soleil éclatant. Les émanations paludéennes sont considérables le matin avant le lever du soleil, le soir après son coucher. Nos paysans passent à cette époque les nuits et les jours dans les champs, sans autre abri que la voûte du ciel, aussi sont-ils souvent frappés de cette intermittente cécité. Chez nous, et nous ne sommes pas en cela privilégiés, la France, m'a-t-on dit, ne nous le cède en rien sous ce rapport, les empiriques, les charlatans sont nombreux, et les habitants de la campagne forment le plus clair de leur revenu. Nos guérisseurs vulgaires possèdent contre l'Héméralopie une médication par trop énergique et qui compte pourtant quelques succès. Ils infligent à leurs clients la dure pénitence d'avaler matin et soir une cuillerée de fiel de Cochon ou d'Oie; ils font appliquer sur la nuque un cataplasme préparé avec la tige, les feuilles, la racine hachées de Renoncule scélérate; ce cataplasme produit une véritable vésication, mais bien plus dangereuse que celle de la Cantharide, car elle attaque profondément le derme et donne lieu à des ulcères très-difficiles à cicatriser.

Un homme qui depuis trois ans était régulièrement chaque année, de mai en août, frappé d'Héméralopie, vint me consulter; il avait employé, sans aucune utilité, la médication populaire trois fois de suite; repris une quatrième fois, il voulut tâter de la médecine, bien lui en prit; je lui prescrivis six dragées d'Extrait pur par jour; un mois après il était guéri. Je fus curieux de savoir si l'année suivante, placé dans les mêmes conditions, il serait de nouveau malade; mais point, la saison entière se]passa et le mal ne vint pas.

Cette observation, quoique unique, m'a paru néanmoins mériter d'être racontée.

§ XV

Entéralgie.

Entre autres guérisons remarquables de cette affection que je trouve relatées dans mes notes, il en est une qui me semble plus particulièrement devoir fixer l'attention.

Un cultivateur, âgé de quarante ans, d'un tempérament bilieux, mais non maladif, eut un jour une petite nausée, accompagnée de vertiges qui durèrent un quart-d'heure environ; il eût un peu moins d'appétit, mais sans aucun dérangement des intestins; il dormit passablement; le lendemain et les jours suivants, mêmes accidents; le mal empira vite, il perdit l'appétit, des gaz s'accumulèrent dans les intestins qu'ils distendirent, le ventre se ballona, et sous la pression des doigts des gargouillements prolongés se produisaient, ses forces s'affaiblirent à tel point qu'il dut renoncer à son travail. Il alla demander sa guérison aux sorciers de son pays qui lui firent prendre toutes les infusions possibles et marmottèrent sur son ventre les invocations les plus étranges aux puissances de l'enfer; le malheureux n'en obtint aucun soulagement. Le chef de sa commune eut pitié de lui et l'envoya passer un mois dans l'hôpital le plus voisin; il était tellement persuadé qu'il devait ses souffrances à la présence dans son corps d'un animal vivant qui se promenait à loisir dans ses intestins, et de temps à autre engageait sa tête dans l'estomac et était cause de ses vomissements que les médecins crurent à un Tœnia. On le traita donc mais en vain pour le Ver solitaire. Il revint dans son village plus malade encore; cette fois, le chef de la commune l'envoya à l'hôpital, du chef-lieu du gouvernement, à Charkoff; il y passa trois mois sans obtenir aucun soulagement des médications diverses auxquelles il fut soumis. A sa sortie de l'hospice il vint chez moi désespéré, et de plus en plus convaincu qu'une animal avait élu domicile dans son corps. Je l'examinai et l'interrogeai minutieusement; je rejetai entièrement l'idée du Tœnia et je diagnostiquai une Entéralgie ganglionnaire nerveuse. Sur mes conseils il prit deux dragées d'Extrait pur le matin, une tasse d'émulsion de semences de courges par dessus; j'emploie assez fréquemment cette boisson à titre d'émollient; deux dragées et une tasse d'émulsion à midi et autant le soir. Huit jours après, ce pauvre diable allait mieux, il prenait un peu de nourriture, les douleurs étaient un peu calmées, les vomissements étaient moins fréquents; la semaine suivante je portais la dose journalière des dragées à neuf, et je remplaçais l'émulsion par une décoction de Tanaisie; le mieux devint plus grand, les forces aussi; le soir, il éprouvait encore des douleurs dans le bas-ventre, mais le jour il ne souffrait plus. A dater de la troisième semaine il cessa les dragées d'Extrait pur et les remplaça par trois dragées par jour d'Extrait et d'iodure ferro-quinique. Quand un mois après le début de ce traitement il repartit pour son pays, il était parfaitement rétabli, il n'avait rendu aucun débris de Tœnia et il était en état de reprendre ses occupations.

§ XVI

Maladies de la matrice. — Dysménorrhée. — Aménorrhée.

Dysménorrhée, menstruation pénible, écoulement peu abondant des règles, accompagné ou précédé souvent de douleurs vives dans les reins, les cuisses et le bas-ventre.

Ces symptômes sont dus aux contractions spasmodiques du col de la matrice au moment de la congestion du sang vers les vaisseaux capillaires du col utérin. Ils sont fréquents chez les femmes chlorotiques et anémiques, ils accusent la pénurie du sang dans l'organisation et la trop minime quantité de fer et de manganèse dans les globules rouges du sang.

Ils peuvent provenir également de l'insensibilité nerveuse des organes génitaux sans vice organique, produite soit par des excès vénériens, soit au contraire par la continence, soit aussi par trop de plasticité du sang.

Ils sont encore la conséquence de la congestion ou de l'inflammation des organes utérins qui a lieu souvent dans les premiers temps de la puberté. A cette époque, la menstruation s'établit parfois difficilement; les jeunes filles éprouvent des douleurs de tête, des palpitations, des tensions douloureuses vers les seins, de l'essoufflement pendant la marche, des défaillances et des syncopes.

Ils sont quelquefois aussi dus à des lésions de l'organe, hors ce dernier cas, la menstruation dysménorrhéique n'a rien de grave.

Aménorrhée. — Absence complète des règles chez les femmes en âge d'être réglées ou leur suppression chez des femmes non enceintes, causée tantôt par un refroidissement brusque, tantôt due à l'atonie de l'utérus, tantôt à une constitution faible. Il arrive assez fréquemment que les règles sont remplacées par des épistaxis ou hémorrhagies nasales, ou par des vomissements de sang se produisant aux époques mêmes des règles.

J'ai donné mes soins à beaucoup de malades atteintes de l'une ou de l'autre de ces affections, et j'ai obtenu des dragées Meynet de très-nombreuses et très-remarquables guérisons.

Traitement de la Dysménorrhée. — De six à huit dragées d'Extrait iodo-ferro-quinique dans les vingt-quatre heures deux semaines avant l'apparition des règles ; pendant les règles, de deux à trois tasses par jour d'infusion faite avec le Dictame blanc, la Camomille et les fleurs d'Oranger, Une semaine de repos, et recommencer ainsi pendant deux ou trois mois de suite. Mes malades ont été presque toutes guéries dans cet espace de temps.

Traitement de l'Aménorrhée. — De six à dix dragées d'Extrait iodo-ferro-quinique par vingt-quatre heures, de trois à quatre tasses par jour d'infusion de Mélisse, Camomille, Cassie et Valeriane parties égales. La durée habituelle du traitement est de trois mois. A la fin du premier mois, les règles sous forme de mucus apparaissent à peine visibles ; au deuxième mois elles sont plus abondantes, mais composées d'une très-grande quantité de mucus mêlé d'un peu de sang, au troisième mois, la menstruation réelle s'effectue dans les conditions normales, puis l'organe fonctionne régulièrement et convenablement.

Je citerai à l'appui deux observations remarquables, l'une d'Aménorrhée, l'autre de Dysménorrhée, dans lesquelles j'ai obtenu la guérison par le traitement sus-indiqué.

Madame X..., vingt-trois ans, constitution forte, n'a jamais été véritablement réglée ni avant ni depuis son mariage. Avant son mariage, l'époque habituelle des menstrues est marquée régulièrement par un écoulement de mucus utéro-vaginal, mais si peu abondant qu'il mouille à peine les grandes lèvres et ne tache même pas la chemise. Depuis qu'elle est mariée, il y a trois ans, ce petit écoulement a complétement cessé. Sa santé s'est visiblement altérée, madame X... est devenue énorme, son ventre est

celui d'une femme enceinte arrivée à terme, ses jambes,
ses bras sont monstrueux, sa respiration est courte gênée,
difficile, elle a des défaillances, des vertiges, des battements de cœur, une constipation rebelle, elle ne peut supporter la moindre promenade à l'air sans éprouver une
oppression horrible et des défaillances, son appétit est nul.
Les médecins qu'elle consulta lui prescrivirent, sans succès, les sangsues aux grandes lèvres, les purgatifs, les
emmenagogues. On lui conseilla de venir me trouver. Je
l'examinai avec soin, je ne constatai rien de particulier à
la matrice, si ce n'est une sécheresse très grande de la
muqueuse. Je n'avais jamais vu femme aussi obèse. Je lui
prescrivis un lavement par jour, préparé avec eau, un
verre, fiel frais de Bœuf, une cuillerée à bouche ; une in-
jection vaginale par jour avec l'infusion des espèces suivantes par parties égales, grande Consoude, fleurs de
Lavatera Thuringiaca, fleurs de Mauves, farine de graines
de Lin. Je lui défendis de manger le pain de froment, les
amylacées, le sucre, les confitures. Je lui conseillai de se
nourrir exclusivement de viande et de pain de seigle, de
boire beaucoup d'eau, de peu dormir et de faire chaque
jour dans l'intérieur de sa maison quelques petites promenades. Je lui fis prendre en même temps en quatre doses
huit dragées Meynet d'Extrait et d'iodure de potassium. Au
bout d'un mois, l'état de la malade était à peu près le
même ; cependant elle prétendait que son embonpoint avait
un peu diminué, que ses mouvements étaient un peu plus
faciles, que l'oppression était moindre ; mais, chose remarquable, l'époque cataméniale annoncée par des douleurs dans les lombes, fut marquée par un faible écoulement de mucus utéro-vaginal qui dura trois jours. Le
deuxième mois, je lui fis continuer le même traitement,
seulement je lui fis remplacer les deux dragées Meynet
d'Extrait et d'iodure de potassium qu'elle prenait le soir,
par deux dragées d'Extrait et d'iodure de fer, l'écoulement
cataménial reparut et dura cinq jours, mais abondant et
teinté de rouge. Je lui prescrivis alors par jour quatre
dragées Meynet d'Extrait pur et quatre dragées d'Extrait

et d'iodure de fer, les règles arrivèrent, durèrent six jours, et cette fois c'était du sang. Cette dame avait pris trois boîtes de dragées Meynet d'Extrait à l'iodure de potassium, quatre d'Extrait et d'iodure de fer, deux d'Extrait pur, l'obésité avait complétement disparue, la respiration était bonne, la malade pouvait se promener à l'air sans fatigue, la constipation était guérie, l'appétit revenu; bref, elle se portait parfaitement bien, et depuis deux ans que date sa guérison, elle n'a plus éprouvé aucun malaise.

Mademoiselle A...., vingt-neuf ans, complexion lymphatique, santé générale bonne, menstruation régulière et convenable. A la suite d'une chute en traîneau, elle reçut une contusion dans le fémur gauche et une autre sur le côté gauche du bas-ventre. Son médecin lui prescrivit vingt sangsues et des applications de la solution de Schmukeri (nitrate de potasse, sel marin, sels neutres, eau) sur les parties contusionnées, bleuies par la rupture des vaisseaux capillaires sous le tégument commun; elle fut alitée une semaine, puis elle reprit son train de vie habituel et ses règles parurent à l'époque ordinaire sans changement; on pouvait croire que cette chute n'aurait pas d'autres conséquences. Cependant, le mois suivant, les règles ne vinrent pas, elle éprouva des douleurs dans les lombes, dans le bas-ventre, des vomissements; puis, trois ou quatre jours après les symptômes suivants apparurent: toux spasmodique, forte oppression, impossibilité de se coucher sur le côté gauche, épistaxis, constipation opiniâtre combattue par l'huile de ricin en lavements, appétit nul, fièvre quotidienne le soir et la nuit. Cet état se maintint d'une époque à l'autre; le mois suivant, les règles ne revinrent pas davantage, mais l'état général s'aggrava, et elle devint aussi obèse que madame X..., éprouvant d'ailleurs tous les symptômes de celle-ci. Je prescrivis vainement l'application de dix sangsues aux cuisses et des sinapismes sur le bas-ventre, en forme de rubans de deux à trois doigts de largeur; la toux spasmodique devint plus fréquente, la tête se congestionna. Je prescrivis encore les purgatifs et les pédiluves à la moutarde; enfin, je lui fis prendre huit dragées d'Extrait et d'iodure de potassium par jour et des infusions de Dictame et d'Armoise; il y eut un peu de mieux, l'obésité toutefois s'était maintenue, les seins étaient d'un volume prodigieux; à la fin du deuxième mois il se produisit ce phénomène curieux nommé Ménoxénie, un écoulement abondant .de sang qui dura quatre jours et demi se fit par le rectum; le mois suivant il en fut de même, l'obésité disparut complétement. Je fis prendre à la malade les dragées Meynet d'Extrait pur qu'elle continua pendant un mois encore. Sa santé se rétablit complétement, mais les règles véritables n'ont plus reparu, et l'écoulement ménoxénique apparaît régulièrement. Cet état dure depuis trois ans.

§ XVII

Rachitisme.

Cette maladie, très commune en Russie, provient exclusivement de diathèse scrofuleuse, de mauvaise nourriture ou d'altération des organes digestifs; elle frappe les enfants tantôt à un âge, tantôt à un autre. Elle se manifeste par une courbure, une déformation plus ou moins complète de l'épine dorsale, des os longs des pieds et des mains ; elle a deux périodes, la deuxième est plus grave que la première.

J'ai donné mes soins à un très grand nombre d'enfants rachitiques, et voici le traitement qui m'a toujours donné les résultats les plus satisfaisants :

Tous les jours le matin à jeun, grand bain de bouillon additionné d'une forte décoction des plantes suivantes : Erysimum officinale, Thymus marchalianus, rameaux de Viburnum opulus et de Sorbus aucuparia par parties égales; cinq ou six heures après le bain, frictions sur le dos et la poitrine, avec une solution de sulfate de Quinine dans l'alcool aromatique.

A l'intérieur, de deux à dix grains Meynet d'Extrait pur, par doses réitérées, de trois à quatre fois par jour et de deux à dix gouttes dans un peu d'eau, après chaque dose d'une solution d'hypophosphite de chaux (hypophosphite de chaux 3, eau dist. 30), principalement quand il existe de la diarrhée.

Aussitôt qu'une certaine amélioration s'est produite dans l'état du petit malade, ce qui arrive au bout de quelques semaines, je remplace les grains purs et la solution par les grains Meynet d'Extrait et d'hypophosphite de chaux, de cinq à huit par jour, et je continue ainsi le temps nécessaire pour obtenir un changement réel. Pour régime, je prescris le café de glands, coupé avec du lait, pour remplacer le thé ou le café, les blancs d'œufs sous toutes les formes imaginables, les viandes saignantes, le pain de seigle. Je recommande de faire jouer les enfants le plus longtemps possible quand il fait chaud et beau, au soleil, sous l'influence de l'air ozonifié.

Ce traitement dure en moyenne de quatre à cinq mois; si l'enfant n'est pas complétement rétabli, je fais recommencer après quelque temps de repos le même traitement; si la santé est tout à fait rétablie, je supprime entièrement la médication, me bornant à prescrire un bain par semaine de Malt et d'Erysimum et l'usage journalier du café de glands.

§ XVIII

Maladies de la peau.

On sait combien sont nombreuses et variées les dermatoses ou affections cutanées; j'ai eu l'occasion d'appliquer très souvent le traitement propylamique par les dragées Meynet. J'ai eu à noter quelques insuccès, mais dans la plupart des cas, j'ai obtenu de cette médication des succès vraiment remarquables.

Psoriasis. — Psoriasis diffusa et guttata, etc., maladie

extrêmement rebelle, en général, aux divers traitements : inflammation chronique de la peau sur quelques parties limitées du corps, principalement sur le cou, les pieds et les mains, avec production d'écailles nacrées, squames tantôt larges et occupant toute la partie malade ; tantôt petites, à marges inégales, déchiquetées, quelquefois produites en si grande quantité, que les vêtements qui recouvrent les parties malades en sont littéralement remplis, comme d'une couche de farine. Souvent la peau devient dure, épaisse, rugueuse et se recouvre de squames larges, blanchâtres, démangeaisons fortes ; si le malade cède au désir de se gratter, l'inflammation de la peau et la production des squames augmente.

Traitement (intus) : Dragées Meynet d'extrait et de lait de soufre, de trois à neuf par jour.

Traitement (extra) : Lotions avec l'eau tiède pour ramollir les parties ; trois à quatre fois par jour, savonnage avec le Savon iodé de Meynet, bains trois fois par semaine, avec la décoction concentrée de l'Inula helenium et du Rumex confertus, deux plantes très communes dans les prairies de notre Ukraine ; frictions dans le bain avec le Savon iodé. Quand les démangeaisons sont calmées, je me contente de faire lotionner les parties malades trois ou quatre fois par jour avec la décoction de ces mêmes plantes.

Ce traitement m'a presque constamment réussi ; entre autres observations, j'en ai recueilli une remarquable à plus d'un titre.

M. X***, atteint depuis longues années d'un Psoriasis chronique, avait inutilement été, jusque-là, soumis à diverses reprises à des médications différentes, entre autres à la médication arsenicale qui, loin d'améliorer son état, avait grandement compromis sa santé générale ; il vint me consulter, suivit strictement les prescriptions que je viens d'indiquer, et au bout de quelques mois fut complétement guéri.

Qu'on me permette ici une digression que je crois utile. Depuis quelques années déjà, bon nombre de médecins, hardis explorateurs du pays des chimères, entassant hypothèses sur hypothèses, créant des systèmes plus ou moins ingénieux; s'en vont demander à la chimie ces plus terribles poisons, espérant en faire de bienfaisants remèdes; combien n'en ai-je pas vu, de ces traitements par l'Arsenic, l'acide prussique, la Strychnine, le Curare, etc., etc., qui, selon la théorie, devaient produire des effets merveilleux, donner dans la pratique les plus déplorables résultats; si parfois on obtenait un mieux passager dans la maladie pour laquelle avait été institué le traitement, on se trouvait toujours en présence des symptômes les plus graves, annonçant un trouble profond des organes digestifs et de sanguification.

L'Arsenic, par exemple, est un poison positif qui détruit la vie de tous les êtres organisés sans exception, animaux et végétaux, et j'admire, en vérité, par quelle aberration du sens commun, on en est arrivé à employer ce poison dans le traitement des fièvres intermittentes, qui cèdent toujours, quand on sait s'en servir, au Quinquina et aux autres amers, sans qu'on ait jamais à redouter de conséquences fâcheuses, de troubles profonds dans les principaux organes de la vie. J'habite une contrée (Petite Russie) où les émanations telluriques et paludéennes, engendrent des fièvres sans fin, où cette maladie règne constamment d'une façon endémique; je ne saurais dire, même approximativement, le nombre des malades que, dans ma longue carrière, j'ai guéri sans Arsenic et sans autre médicament *ejus dem farinœ*. A ce propos, je citerai un fait instructif tiré de nos Annales.

En 1827 et 1828, pendant les guerres entre la Russie et la Turquie, l'armée russe était campée dans les marécages de la Moldavie et de la Valachie, la fièvre intermittente, hémétritée, se déclara bientôt avec une intensité effrayante. Les hôpitaux regorgeaient de malades, un quart de l'armée avait les fièvres, le sulfate de quinine était rare et d'un prix fabuleux; les malades furent traités par l'écorce de Quinquina, donnée en poudre ou en décoction, les convalescences étaient longues et ne permettaient pas aux hommes leur rentrée dans les régiments. En présence de cette diminution dans l'effectif de l'armée, on dut aviser. M. Willié, alors directeur général du service de santé des armées russes, fit expédier aux médecins de l'armée des instructions détaillées sur l'emploi de l'Arsenic contre la fièvre intermittente, avec ordre de les appliquer; il fut strictement obéi. On ne tarda pas à s'en repentir. Les symptômes de la fièvre étaient immédiatement enrayés, la convalescence rapide, les hommes étaient réintégrés dans leur corps; mais hélas! convalescence de bien courte durée; à la fièvre succédaient les symptômes de l'inertie de l'estomac, nausées, vomissements, diarrhée, hydropisie, et la mort s'emparait de sa proie. La statistique des décès, avant et après l'emploi de l'arsenic, vint éclairer d'un jour sinistre ce douloureux tableau; le nombre des morts causées par la funeste application des ordonnances ministérielles, était considérable et dépassait de plus du double celui des décès avant l'emploi de l'Arsenic. Dès ce jour, le traitement par l'Arsenic fut complétement banni de la pharmacopée militaire et l'on en revint aux anciens remèdes.

Si j'ai touché aussi longuement à cette question, en apparence hors de mon sujet, c'est que je suis vraiment effrayé de voir qu'on cherche, aujourd'hui plus que jamais, à réhabiliter l'Arsenic et qu'une phalange importante de médecins le prônent contre les affections cutanées, au détriment de remèdes actifs et inoffensifs, sans souci des désordres graves, que peut produire sur le système nerveux des organes digestifs, ce dangereux toxique.

Avant de reprendre l'énumération des dermatoses que j'ai soigné par la méthode propylamique, je placerai une observation qui me paraît concluante en sa faveur. Les Rybacy ou marchands de poissons, quoique en général très sales, recouverts de vêtements malpropres, conservent leur peau blanche et n'ont jamais de maladies de peau, ils jouissent d'une bonne santé, possèdent de l'embonpoint et sont vigoureux; pour moi il n'y a pas de doute, ce fait est en relation directe avec l'absorption constante de la Propylamine par les organes respiratoires.

Eczéma. — Agglomération sur diverses parties de la

surface du corps de petits soulèvements de l'épiderme, vésicules remplis d'un liquide séreux qui, de transparent, ne
tarde pas à se troubler, et quelquefois est complétement
résorbé, qui souvent se dessèche sur la peau et forme des
squames épaisses, blanchâtres, ou des croûtes lamelleuses
jaunâtres ; au début, l'inflammation du derme est presque
nulle, et pourtant le prurit est souvent insupportable, surtout lorsqu'il envahit les parties sexuelles chez les femmes.
C'est une maladie fréquente à tous les âges, et beaucoup
d'enfants à la mamelle, ou déjà un peu grands, en sont in-
commodés ; ce qu'on nomme vulgairement croûtes laiteuses
et qui envahit la face et les oreilles des enfants, ce que les
auteurs ont décrit sous le nom de Teigne muqueuse, et qui
a été avec juste raison considérée par Rayer comme un
Eczéma impétigineux du cuir chevelu, ce sont des variétés
de cette espèce de maladie cutanée. J'ai l'habitude de conseiller pour les enfants à la mamelle, en même temps que
je fais prendre à la nourrice de trois à six dragées d'Extrait
pur par jour, des lotions à l'eau tiède mélangée de lait par
parties égales, je fais ensuite enduire les croûtes avec du
beurre frais additionné d'une minime proportion de suie.
Je prescris aux enfants de moins de deux ans des infusions
de rameaux de Viburnum opulus, ou de fleurs de Sorbier,
et, s'ils sont un peu plus âgés, aux infusions ci-dessus
j'ajoute les grains Meynet d'Extrait pur de trois à dix par
jour. Ce traitement m'a toujours réussi et je n'ai jamais
vu, ce qui arrive souvent malgré les autres traitements, la
maladie envahir les paupières.

Ecthyma. — Inflammation de la peau caractérisée par
des pustules larges, arrondies, presque toujours discrètes,
c'est-à-dire éloignées les unes des autres, à base dure, enflammée. A la suppuration succède des croûtes épaisses
qui laissent après elle des taches rouges, persistantes, et
quelquefois une petite cicatrice. On distingue deux formes
d'Ecthyma, l'une rose, Ecthyma aigu à pustules affectant la
forme de petits clous ou furoncles, mais s'en distinguant
par l'absence de bourbillon et remplacés ensuite par des
taches assez larges au milieu desquelles on aperçoit une

petite cicatrice; l'autre beaucoup plus commune, Ecthyma chronique, caractérisée par une génération successive de pustules rouges foncées qui, dans certains cas, se transforment en ulcères difficiles à cicatriser, cette forme paraît être un symptôme de dérangement ou d'inflammation de quelqu'un des viscères de l'organisme.

Herpès. — Cette maladie cutanée a souvent son origine dans une dyscrasie de l'organisme, ceci est vrai surtout de l'herpès humide qui occupe une large place soit sur le dos, soit sur une autre partie du corps.

Herpès, groupes de vésicules ayant leur siége sur une surface enflammée et séparées les unes des autres par des parties saines plus ou moins larges; quoique habituellement guérissable en quelques semaines, il n'est par rare de voir l'Herpès persister, malgré les traitements les plus énergiques, pendant des années entières disparaissant de la partie qu'il occupe pour reparaître sur d'autres. Les auteurs adoptant la classification du dermatologue anglais Willan, comptent six genres d'Herpès qui empruntent leur nom soit à la forme, soit au siége de la maladie.

Herpès phlycténoïdés. — Il se développe ordinairement sur la poitrine ou le cou, il est presque toujours impossible d'indiquer la cause de son développement, *Herpès labialis*, vulgairement nommé *bouton de fièvre*, il apparaît en effet sur les lèvres à la suite de la fièvre intermittente. Nous considérons en Russie son apparition comme un signe de guérison complète, il guérit spontanément, cependant s'il persiste au delà d'une semaine, on le saupoudre deux ou trois fois avec une pincée de charbon de chiffons pulvérisé.

Herpès prœputialis. — Comme son nom l'indique, il a son siége sur le prépuce, il est dû soit à la négligence dans les soins de propreté, soit à un coït avec une femme ayant ses règles ou un écoulement non vénérien du vagin ou de la vulve. Le diagnostic de cet Herpès est important, car on le peut, dans certains cas, confondre avec le chancre, et l'erreur de diagnostic entraîne forcément une erreur dans le traitement. Il s'annonce par un prurit sur un point quelconque du prépuce, et par de la rougeur avec marges œdémateuses, sur le milieu de laquelle naissent de petites vésicules de la grosseur d'un grain de millet pleines d'un liquide transparent. Si volontairement ou par le frottement ou de toute autre manière, ces petites élevures viennent à se rompre, le derme s'ulcère, une couche de pus d'un blanc jaunâtre s'étale à sa surface, cette couche s'épaissit, forme des lamelles qui se reproduisent à mesure qu'on les enlève, l'ulcération s'agrandit par la rupture successive des vésicules, les parties saines de l'épiderme s'enflamment à leur tour, et si l'ulcère gagne la muqueuse du frein, il peut la détruire comme le ferait un chancre placé au même endroit; on peut alors facilement se méprendre et croire à un ulcère syphilitique, si l'on n'a pas suivi la période de développement herpétique; en effet, les bords de l'ulcère sont parfois taillé à pic, comme dans le chancre, l'ulcère est recouvert d'une couche dont la couleur quoique un peu plus claire, jaunâtre, se rapproche cependant de celle de couleur grise qui tapisse le véritable chancre. Il existe toutefois un signe qui ne permet guère de se tromper, dans l'Herpès, les ganglions de l'aine ne sont jamais engorgés. Sa durée varie entre huit jours et six à sept semaines, selon qu'il est plus ou moins grave et qu'il a attaqué plus ou moins profondément le derme, sa cicatrisation se fait de la circonférence au centre, non par la production de croûtes, mais par celle d'écailles, et ne laisse pas de traces, ce en quoi il diffère encore du chancre. A l'état chronique, il rend le prépuce rude; par suite des éruptions successives, cette membrane se fendille, se déchire, se rétrécit au point de ne plus laisser passer l'urine que goutte à goutte, ce qui contribue à augmenter l'irritation.

Chez les femmes, les parties sexuelles peuvent devenir le siége de l'Herpès. L'écoulement menstruel, la grossesse, les frottements répétés de la vulve, l'excès de coït, le viol, la masturbation en sont souvent la cause; de longues marches, chez les femmes obèses, le produisent également.

Le diagnostic de l'Herpès de la vulve est plus difficile

encore que celui de l'Herpès prœputialis pour qui n'a pas
vu le début de la maladie, qui ignore les antécédents, les
habitudes, le genre d'existence de la malade. Il peut être
facilement confondu avec les lésions Syphilitiques et les
plaques muqueuses. Il se présente sous deux aspects différents, tantôt formé d'un ou deux groupes de vésicules,
tantôt de vésicules nombreuses disséminées. Il est très
douloureux, le passage de l'urine l'irrite, la marche est
quelquefois presqu'impossible. Il siége sur la partie interne
ou externe des grandes lèvres, envahissant souvent le pé-
rinée, s'étendant jusqu'à l'anus et descendant même sur la
partie interne des cuisses. Par la rupture des vésicules, il
se forme des ulcères analogues à ceux que nous avons décrit et à ceux du chancre, les ganglions de l'aine s'engor-
gent et se tuméfient; toutefois les ulcérations sont plus
superficielles que profondes. Les groupes vésiculeux se
renouvellent à différentes places, et par un examen attentif
des parties, en écartant les plis de la peau on peut presque
toujours reconnaître l'Herpès en voie de formation et de
transformation. Sa marche est rapide, en général la cicatrisation se fait en moins d'un mois.

Herpès du pharynx. — Angine herpétique. — L'étude
de cette maladie est intéressante et peut projeter d'assez
vives clartés sur la véritable Diphtérie qui ne serait, d'après
plusieurs auteurs, qu'une sorte d'affection herpétique plus
grave et plus compliquée.

Il est ordinairement amené par un refroidissement. Il
est précédé d'un malaise général, céphalalgies, frissons,
fièvre de courte durée, gène dans la gorge, gonflement des
amygdales, hypertrophie de cet organe. Il se développe sur
les amygdales; les vésicules sont tantôt disséminées, tantôt
groupées, tantôt transparentes, tantôt opaques; dans ce
cas, le milieu de la vésicule est occupé par un point blanc.
Leur rupture amène une inflammation plus grande; les
parties intermédiaires, restées saines, s'ulcèrent sous l'influence d'un liquide caséeux épais, secrété par l'ulcération
primitive. Ce liquide s'épaissit, forme des membranes
couenneuses opaques, ce qui les différencie de la véritable

Diphtérie qui sont transparentes; elles se développent dans les parties creuses, tandis que les autres au contraire recouvrent les parties saillantes; malgré ces différences il n'en existe pas moins une grande analogie entre les deux sortes d'affections.

Contre ces multiples variétés d'herpès des surfaces muqueuses, on a employé tous les astringents possibles et les divers caustiques. Pour moi, j'ai adopté un mode de pansement qui m'a toujours infiniment mieux réussi qu'aucun des moyens indiqués par les auteurs. Il est à la fois très simple, sans danger et applicable à tous les cas. Je me contente de faire lotionner, badigeonner ou gargariser avec le liquide suivant :

> Teinture de Benjoin. . . . . . de 50 à 100 gouttes.
> Eau commune. . . . . un verre.

Je décrirai simplement le modus faciendi en cas d'Herpès prœputialis, modus faciendi qu'on modifie selon le siége de la maladie.

Trois ou quatre péniluviums par jour dans cette solution benzoïnée, en ayant soin d'écarter autant que faire se peut les bords du prépuce, tenir, en dehors du bain, le membre dans un gâteau de charpie fortement imbibé de cette même solution; injections fréquentes entre le gland et le prépuce avec cette solution, et dès qu'il est possible de renverser le prépuce, lotions sur le gland et la partie interne du prépuce avec l'eau benzoïnée. En trois ou quatre jours guérison complète.

Je citerai un remarquable cas de guérison. Un malade affecté d'une maladie uréthrale, à la suite d'une épouvantable hémorrhagie, conséquence d'un sondage malheureux, fut pendant deux semaines entre la vie et la mort; la fièvre typhoïdale était des plus graves, le délire incessant, le malade n'avait aucune connaissance de ce qui se passait autour de lui, en raison de l'inflammation de la muqueuse de la vessie, du col de la vessie et de la glande prostatique tuméfiée et gangrénée, le canal rejetait une matière fétide, ichoreuse, mêlée de petits morceaux de parties gangrénées.

On se figure aisément dans quel horrible état devaient se trouver le gland et le prépuce. Ils étaient fortement tuméfiés, le prépuce très resserré à l'orifice laissait échapper l'urine et les matières goutte à goutte, il était impossible de le renverser en arrière. Quand le malade reprit conscience de lui-même, il souffrit des douleurs atroces; il fallait au plus tôt remédier à cette inflammation qui, abandonnée à elle-même, n'aurait pas tardé à ramener l'état typhoïdal. L'eau benzoïnée fut employée en péniluviums, en injections, en applications sur la verge; au bout de quelques jours il fut possible de découvrir le gland et de constater les macules circonscrites d'un Herpès formidable qui s'était développé dans les circonstances que je viens de dire; les lotions benzoïnées furent continuées, l'Herpès disparut, les parties reprirent leur apparence normale, les forces du malade revinrent lentement, mais progressivement; l'écoulement se modifia, cessa et le malade fut guéri non de sa maladie première, malheureusement, mais au moins des accidents, suites de la gangrène de la prostate.

Herpès zoster ou *zona (zona ignea, pustuleux* ou *phlyctœnoïdes)*. — Les différents noms sous lesquels cette maladie est connue, en indiquent la forme et la nature :

Zona, bande ou ceinture; en effet, cet herpès qui se développe sur tout le corps, toutefois très rarement sur les membres, ceint le corps d'un demi-cercle, dont l'une des extrémités est placée par exemple sur le milieu de la poitrine et l'autre sur la partie correspondante du dos. Les pustules ou vésicules qui occupent les parties atteintes, ont quelque ressemblance, sauf leur arrangement en forme de ceinture avec celle de l'herpès phlyctœnoïdes, elles ont leur base sur des taches d'un rouge vif assez larges aux extrémités du ruban, un peu plus petites à mesure qu'on se rapproche du centre; elles produisent une cuisson assez douloureuse, elles sont remplies d'un liquide séreux transparent, souvent absorbé au bout de quelques jours et remplacé par de petites croûtes sèches, jaunâtres, qui se détachent, laissant après elle des macules plus ou moins foncées, lentes parfois à disparaître. Dans les cas graves, le liquide devient pus, la suppuration s'établit sur un point ou sur un autre, et la cicatrisation sur ce point est lente et difficile.

Herpès circinnatus et *Herpès iris*.— Celui-ci, fort rare, d'une forme bizarre, qu'on peut comparer à une cocarde à quatre rondelles rouges, au milieu de laquelle se trouve un groupe de vésicules ; celui-là présentant l'aspect de cercles complets, dont le centre est intact et dont la circonférence rouge est parsemée de petites vésicules.

Ces dermatoses sont très différentes de celles que nous venons d'étudier sous la dénomination d'herpès ; elles forment évidemment, en raison de leur mode de production, de leur nature et de leur marche, un groupe à part dans lequel, comme beaucoup d'autres, nous placerons la *Dartre pustuleuse*, *Mentagre* d'Allibert, qui a son siége sur le menton, la lèvre supérieure, les parties latérales de la face ; l'*Herpès tonsurans*, qui naît sur la tête et détruit les cheveux ; le *Sycosis*, qui se localise dans la barbe et même le *Pityriasis versicolor*, sur lequel nous reviendrons.

Des observations faites sur ces diverses maladies par d'habiles et savants micrographes, entre autres MM. Robin, Legendre, etc.; il résulte qu'on constate dans toutes leurs productions la présence de végétaux cryptogames parasites. Dès le début, chaque observateur étudiant une ou plusieurs manifestations de ces affections cutanées, on admit et on dénomma une foule d'espèces ou de variétés ; mais en poursuivant et en reprenant leurs propres travaux et ceux des autres expérimentateurs, en saisissant sur le fait les transformations successives de la maladie, les dermatologues reconnurent que ce qu'ils avaient pris pour des espèces différentes, n'était maintes fois que les diverses périodes ou évolutions de développement d'un même individu. Ainsi, le *Tricophyton tonsurans*, *Mycoderme* ou *Tricomaphyte* de la Plique polonaise, *champignon des cheveux*, est le végétal qui, selon la place où il végète où la période de son existence, caractérise l'Herpès circinnatus, l'Herpès iris, l'Herpès tonsurans, le Sycosis ou Mentagre, tandis que, au contraire, le Pityriasis versicolor est le produit d'un autre cryptogame, le *Microsporon*.

Le *Tricophyton* naît et croît dans les racines des cheveux et des poils ; il y forme des agglomérations de spores rondes ou ovales, incolores, très ténues, qui s'allongent en filaments articulés, dans l'épaisseur des poils ; a mesure que ceux-là poussent, ces derniers se brisent et tombent ; les racines des poils elles-mêmes sont souvent détruites et la calvitie partielle ou totale devient sans espoir de guérison.

Plus l'espace sur lequel s'étend le champignon est garni de poils, plus les ravages sont grands ; les croûtes qui naissent à leur base, en partie composées des spores, en partie des sécrétions desséchées du derme très irrité, en facilitent la propagation ; dans les endroits où les poils sont rares, le champignon fait en quelques jours son évolution, la peau se couvre de squames qui se dessèchent et tombent, et le Tricophyton disparaît.

On admettra sans peine que les maladies ci-dessus énumérées peuvent être contagieuses ; en effet, qu'accidentellement les spores, qui sont très légers, soient transplantés sur une autre personne, rien ne s'oppose à ce qu'ils végètent sur ce nouveau terrain, qu'ils l'envahissent peu à peu, qu'ils donnent naissance à des dermatoses plus ou moins similaires de celles qui existaient sur l'individu duquel ils proviennent ; sans doute certains tempéraments seront plus ou moins aptes à la transplantation et à la végétation de ces plantes, quelques-uns mêmes y seront tout à fait rebelles et de plus, certaines causes, pourront les faire avorter.

Des traitements divers, sans compter l'épilation déjà recommandée par Gallien, qui faisait ensuite saupoudrer les parties malades avec le Soufre en poudre, ont été prescrits ; je ne les décrirai pas, me bornant à l'indication de ma pratique personnelle. Je fais raser les cheveux ou les poils aussi près que possible, j'enlève avec des pinces les croûtes qui se détachent sans trop d'efforts ; je fais enduire ensuite avec le savon iodé de Meynet en mousse additionnée d'un tiers de pétrole. On laisse sécher, on renouvelle plusieurs fois cette opération, enlevant chaque fois les croûtes faciles à arracher. Je fais lotionner alors avec un mélange d'eau chlorée et de pétrole, parties égales, les croûtes se ramollissent, se détachent, et la peau apparaît enfin rouge, lisse, dégarnie de poils. Pour achever d'anéantir les spores et empêcher toute nouvelle invasion, je fais frictionner avec la pommade suivante :

Créosote.	1 gr. 50
Teinture de Benjoin.	15 — 00
Teinture d'iode. . . . . , ... } aa 6 — 00
Térébenthine de Venise. . . . . }
Axonge.	60 — 00

Ce traitement externe m'a toujours réussi, je l'emploie seul quelquefois, mais si je constate les symptômes de la Scrofule, je prescris pendant deux ou trois mois les dragées Meynet d'Extrait et de soufre à la dose de six par jour.

Pityriasis. — Le Pityriasis simple est une maladie très commune, très incommode, en raison de la production souvent abondante d'une poussière blanche (squames très petites) qui se détache de l'épiderme quand on le gratte, produisant des démangeaisons vives et d'ailleurs n'offrant aucune gravité. On le rencontre sur toutes les parties du corps, sur le cou, les joues, les épaules des jeunes enfants, il forme ce qu'on nomme vulgairement *Dartres farineuses* ou *volantes*, qui sont très superficielles; on le trouve principalement dans les parties pileuses. On en distingue plusieurs variétés, toutes caractérisées par cette production de squames très-petites, blanchâtres, se détachant sous forme de poussière; ces squames recouvrent des petites taches d'une couleur plus ou moins vive, de là les noms de *Pityriasis rubra, P. nigra, P. versicolor.* Cette dernière est toujours accompagnée du *Microsporon,* dont nous avons parlé.

Microsporon. — Champignon à cellules étroites, allongées, à spores sphériques plus ténues encore que celles du Tricophyton, par leur agglomération et leur agglutination à la surface de l'épiderme, elles forment des taches qui se recouvrent d'une poussière blanche.

Le Pityriasis fait partie de la classe des maladies cutanées squameuses, classe qui comprend en outre *la Lepra vulgaris, le Psoriasis, l'Ichthyose;* disons cependant qu'un grand nombre de dermatoses appartenant à d'autres classes, ainsi l'Acnée, l'Eczéma, la Pelagre, la Teigne, le Pemphygus, les Syphilides, etc., etc., sont également caractérisées par la production de squames, et la chute de l'épiderme, dans ces maladies, se fait par desquamation.

Quelle est la valeur pathognostique de la présence dans les si nombreuses et si variées espèces de dermatoses de ces végétaux parasites, champignons ou algues, à organisation rudimentaire, c'est là une question controversée ; les uns ne voulant considérer les productions végétales que comme pour ainsi dire des accidents, mais non comme une cause productrice de ces maladies ; les autres les considérant comme les agents d'invasion et de propagation. Pour nous et pour beaucoup de bons esprits, la vérité vraie est au milieu des deux opinions contradictoires. Il est certain que les études micrographiques sont curieuses et intéressantes, qu'elles ont projeté un jour nouveau sur la pathogénie des maladies cutanées en général, nous comprenons l'ardeur avec laquelle s'y sont livré des savants de premier ordre, et nous ne pouvons qu'encourager les jeunes générations médicales à poursuivre les études par ce magnifique moyen d'investigation ; mais tout en acceptant que, dans certaines dermatoses comme la Teigne, le parasite joue le principal rôle, tout en admettant volontiers que dans beaucoup de cas, il est l'agent de propagation et surtout de transformation de la maladie, agissant comme une sorte de ferment ; il n'en est pas moins vrai que dans l'état actuel de nos connaissances, les plus justement écoutés d'entre les micrographes, sont forcé d'avouer qu'il est des affections cutanées, dans lesquelles, au début de la maladie, on ne peut constater aucune trace de végétation (Bazin), que certaines, telles que le Pityriasis versicolor, quoique toujours accompagnées de végétaux, ont cependant pour cause une affection constitutionnelle (Hardy); que de plus, en raison de la difficulté des observations microscopiques sur des objets d'une extrême ténuité dont souvent l'observateur ne peut saisir que des morceaux, si je puis m'exprimer ainsi, le végétal se présentant rarement à lui dans son entier épanouissement, mais bien plus fréquemment par éléments isolés, il est facile de se tromper et de confondre les espèces végétales les unes avec les autres, ce qui enlève aux observations et au classement des maladies basées sur le parasitisme, une grande partie de leur autorité (Lallier, Woilez).

Il faut donc, croyons-nous, embrasser d'une façon plus générale les altérations du derme, distinguer avec soin les causes de ces altérations, étudier les caractères précis de chacune d'elle, se rendre compte des antécédents du malade, du milieu moral et physique dans lequel il vit, ne pas ignorer quand la maladie est héréditaire, savoir quand elle est due à une diathèse quelconque, Scrofule ou Syphilis, et d'après la connaissance des causes, l'étude des faits, les observations recueillies, établir le diagnostic réel et instituer le traitement rationnel.

Ce grave sujet des affections cutanées, que j'ai à peine effleuré, m'a entraîné au delà des limites étroites de mon cadre; j'ai considérablement vu et soigné de maladies de ce genre et j'ai fait varier mon traitement selon les circonstances. J'ai employé avec un véritable succès les *dragées Meynet* d'Extrait et de lait de soufre, de six à dix par jour dans les cas de dyscrasie dartreuse, dans les maladies cutanées héréditaires ou dues à la diathèse scrofuleuse; ces dragées ont toujours constitué mon unique médication interne.

Comme traitement externe je conseille fréquemment les bains locaux ou généraux, les lotions et fomentations de décoction concentrée de Rumex confertus et d'Inula helenium. J'ai souvent fait lotionner les parties malades avec la mousse des savons médicamenteux de Meynet (savon antipsorique, savon du régent, savon iodé), les uns ou les autres suivant les cas, en recommandant de laisser sécher sur la peau la mousse du savon. Je les ai trouvé préférables aux pommades, ils sont plus efficaces, agissent plus promptement et, chose qui n'est pas à dédaigner, les malades les préfèrent de beaucoup, car ils sont d'un emploi plus facile, et ne salissent pas; les savons seuls, sans addition d'autres médicaments, m'ont donné, dans les affections superficielles du derme, les résultats les plus heureux.

Hors les cas où l'affection cutanée n'est qu'un symptôme d'une maladie ayant sa source dans l'organisme même, je n'emploie que la médication externe.

§ XIX

Conclusion

J'ai fini; si j'avais voulu rapporter dans leurs détails les nombreuses observations que j'ai recueillies, j'aurais écrit un volume au lieu d'une simple brochure. Je crois avoir démontré l'importance qu'on devra dorénavant accorder à la médication propylamique et l'utilité vraiment remarquable qu'on retirera de l'emploi judicieusement fait des *dragées Meynet* d'Extrait de foie morue. J'espère avoir réussi à fixer l'attention de mes confrères de tous les pays, sur un médicament de même nature et de même origine que l'huile de foie de morue, dont l'usage leur est familier, mais n'ayant aucun de ses inconvénients, ne produisant pas de troubles des fonctions digestives, facile à administrer sous un petit volume et sous une forme qui plaît aux malades, d'une efficacité incontestablement de beaucoup supérieure à celle de l'huile.

J'invite les médecins à expérimenter eux-mêmes ce médicament; j'en suis assuré, comme moi, ils constateront sa très réelle efficacité et sa supériorité sur l'huile de foie de morue, comme moi, ils renonceront à prescrire cette huile, qu'un très-grand nombre de malades ne peut supporter, et ils ne se verront plus dans la nécessité de lui substituer de prétendus succédanés ou d'impuissants palliatifs.

J'ai expérimenté les produits de M. Meynet avec une persévérance de plusieurs années, j'ai reçu les bénédictions de centaines de malades grandement soulagés, souvent guéris et je considère comme un devoir agréable à mon cœur d'adresser hautement mes félicitations et mes remerciements à M. Meynet. Les *dragées Meynet* doivent être désormais rangées parmi les agents thérapeutiques les plus utiles à l'humanité; telle est ma conviction, telle sera ma conclusion.

DE L'ACTION DE LA VULVAIRE

SUR

L'HOMME MALADE

APPENDICE *

J'ai donné le nom de plantes propylamiques aux nombreuses espèces végétales : arbres, arbustes, arbrisseaux, herbes qui entr'autres éléments constitutifs contiennent de la Propylamine ; que cet alcaloïde se dégage au moment de la floraison, qu'il pénètre la plante toute entière, de telle sorte qu'on ne puisse toucher à aucune de ses parties en état frais, sans être immédiatement imprégné de son odeur caractéristique, ou enfin qu'il soit concentré dans l'un des organes du végétal, feuilles, fruits, racines, etc.

De ces plantes, les unes ont reçu diverses applications industrielles, les autres font l'ornement des jardins ; beaucoup ne sont connues que des botanistes ; plusieurs ont déja été classée par l'instinct populaire parmi les remèdes utiles ; toutes méritent de prendre rang dans la matière médicale.

---

* Au chapitre des origines naturelles de la Propylamine, j'ai annoncé que je publierai les observations que j'ai recueillies dans la province du Caucase, sur l'emploi en médecine du Chenopodium vulvaria. Après avoir achevé les *Notes sur la Propylamine* et livré mon manuscrit à l'imprimeur, je me mis en mesure de tenir ma promesse et j'adressai à la *Gazette médicale* de Saint-Pétersbourg, qui l'a inséré, un article sur les espèces propylamiques en général et sur la Vulvaire en particulier. Des circonstances indépendantes de ma volonté ont retardé l'impression de ma brochure ; le travail qui ne devait paraître que le second, a précédé le premier ; j'en profite pour le donner ici presque *in extenso*, sous forme d'Appendice. J'ose espérer que mes lecteurs français me sauront gré de leur faire connaître les propriétés remarquables d'une plante inusitée dans leur pays, et qu'ils y trouveront un témoignage de plus en faveur de la médication propylamique que j'ai préconisé.

Les familles botaniques les plus riches en espèces propylamiques sont, à mon avis, les Rosacées, les Caprifoliacées, les Asclépiadées, les Rafflesiacées et les Chénopodées.

A cette dernière appartiennent la Beta vulgaris, Linn, plante précieuse qui nous fournit un sucre identique avec celui de canne et dont il se fait un immense commerce; les Salsola Kali, Linn. Salsola Soda, Linn. Kochia hyssopifolia, desquelles on retire la potasse et la soude; les Chénopodium Quinoa, W. Epinard du Pérou, Spinacia oléracea, Linn. Epinard d'Europe, Atriplex hortensis, Linn. Arroche, Bonne-Dame, qui sont d'excellents comestibles. Le Chénopodium ambrosioïdes, Linn. Thé du Mexique, antispasmodique d'une odeur forte, agréable, d'autres encore, et enfin le Chénopodium Vulvaria, Linn. dont je veux vous entretenir.

J'ai vu en grande quantité la Vulvaire au Caucase sur les steppes du Don, dans le gouvernement d'Ekaterinoslaw et de Cherson; on la trouve ordinairement au milieu de cette multitude de végétaux désignés sous le nom général de mauvaises herbes, Chénopodium glaucum, Ch. Viride, Atriplex laciniata, etc., etc., qui croissent sur les décombres des habitations abandonnées, dans les terrains riches en humus, le long des haies, au pied des murs; froissée ou écrasée, la plante fraîche exhale une odeur analogue à celle de la saumure de harengs. Il m'est souvent arrivé, passant dans les lieux où elle croît abondamment, d'avoir mes chaussures imprégnées pour plus de vingt-quatre heures de cette odeur désagréable.

MM. Chevalier et Dessaigne qui l'ont analysée y ont trouvé de l'albumine, de l'osmazôme une résine aromatique, de la chlorophylle, de la cellulose, divers sels, entr'autres le nitrate de potasse et le sesqui carbonate d'ammoniaque. M. Dessaigne y a constaté d'une façon irréfutable la présence de la Propylamine, et M. Chevalier, lui-même, est venu confirmer la vérité de cette assertion.

Action physiologique. — Le Chénopodium vulvaria frais possède, d'après mes observations, des propriétés positives; il excite les muqueuses en général dont il provoque les sécrétions, il augmente l'activité des fibres musculaires des organes de la digestion et de la reproduction; donné en infusion théiforme dans les fièvres rhumatismales, il en abrége les accès qu'il calme même complétement; l'ingestion de trois onces de cet infusé suffit au bout d'une heure pour faire tomber de 95 à 80 par minutes les pulsations du cœur; en même temps la transpiration s'établit aux aisselles et sur la poitrine; l'urine de rouge briquetée qu'elle était, devient limpide, la siccité de la bouche et la soif diminuent, une deuxième dose ramène les pulsations à leur état normal et augmente la transpiration qui devient générale.

Cette boisson dans les catarrhes des organes de la respiration, facilite l'expectoration des glaires, active l'appétit, donne des forces au malade, dont la santé se rétablit promptement.

Aucune des médications préconisées, muriate d'ammoniaqué, antimoniaux, narcotiques ne produit des effets aussi rapides; toutes laissent après elle un état de faiblesse qui rend la convalescence longue.

La Propylamine a cela de remarquable, c'est que son action sur l'organisme est toujours la même, qu'elle n'est ni modifiée, ni affaiblie par les substances diverses avec lesquelles elle se trouve associée.

Action thérapeutique. — J'ai employé avec un remarquable succès le Chénopodium vulvaria :

1° Dans les diverses variétés d'affections catarrhales des organes respiratoires et digestifs;

2° Dans les rhumatismes aigus ou chroniques.

J'ai soigné un grand nombre de soldats atteints de rhumatismes chroniques ayant une grande ressemblance avec la sous-paralysie des extrémités inférieures, inutilément traités par les eaux minérales du Caucase, eaux sulfureuses, eaux alcalines. Je leur ai prescrit l'infusé de Vulvaire, à la dose de trois gobelets par jour. J'ai fait pratiquer en même temps sur les parties malades des frictions trois fois par jour, avec ce que nous nommons vulgairement en Russie l'huile de la Terre. C'est le suc mucilagineux d'un champignon riche en Propylamine, le Phallus impudicus, dont la Volva a la forme et le volume d'un œuf de poule; quand on brise cet œuf, il en sort une énorme masse de mucus au milieu duquel on aperçoit le champignon à l'état rudimentaire.

Sous l'influence de ce traitement simple, d'une durée moyenne de trois semaines, les mouvements de contraction et de rétraction des muscles se sont effectués, les malades ont pu marcher, ils ont obtenu une amélioration notable et souvent même une guérison complète.

3° Dans la goutte, les maladies arthritiques (diathèse urique). J'ai donné le suc de la plante fraîche à la dose de trois cuillerées à dessert d'abord, à bouche ensuite, par jour; j'ai fait frictionner les membres malades avec l'huile de la Terre, et quand les douleurs ont été tellement intolérables qu'il m'a été impossible d'employer les frictions, j'ai fait recouvrir les membres malades avec ce même mucus sous forme de cataplasmes fréquemment renouvelés. J'ai ainsi combattu les accidents des articulations diverses et j'ai obtenu la disparition des douleurs dans la chiragre, la podagre, la gonagre, la dentagre et l'omagre;

4° Dans les maladies nerveuses, migraine, céphalée, battements de cœur, hystérie, catalepsie, chorée;

5° Dans les spasmes de la matrice qui précèdent souvent l'époque des règles;

6° Dans la Disménorrhée et l'Aménorrhée;

7° Contre les ulcères atoniques (ulcera abdominalia torpida), principalement des pieds, ulcères dus à la pléthore abdominale et au ralentissement de la circulation veineuse;

8° Contre les ulcères carcinomateux et principalement ceux qui envahissent le sein chez les femmes.

J'ai prescrit dans ce cas l'infusé de Vulvaire, non-seulement en boissons, mais encore en applications sur les ulcères. J'ai fait imbiber des gâteaux de charpie de cet infusé avec ordre de les renouveler dès qu'ils seraient secs, ou de les humecter à nouveau sans même les déplacer. Pour la nuit j'ai remplacé la charpie par les feuilles d'une plante que nous nommons en russe Rannik (mot qui signifie vulnéraire), c'est la Salvia Ethiops, Linn. Les feuilles trempées dans l'infusion de vulvaire sont appliqués sur les ulcérations de façon à les complétement recouvrir et maintenues en place au moyen de compresses et de bandes.

Entr'autres cas de guérison, j'en puis citer un des plus remarquables.

Madame X***, atteinte d'ulcères cancéreux au sein, avait refusé de laisser pratiquer l'ablation que plusieurs chirurgiens distingués lui avaient conseillé, comme l'unique moyen de prolonger son existence; elle était venue à Piatigorsk dans l'espoir, qui fut déçu, d'obtenir une amélioration des eaux minérales iodées.

Je la vis à ce moment, et lui donnai mes soins. Je lui conseillai de boire régulièrement deux tasses par jour d'infusé de Vulvaire et de faire des pansements avec les feuilles de Rannik imbibées de ce même infusé. Son état s'améliora peu à peu, les douleurs se calmèrent, les forces revinrent, avec elles un peu d'espoir; son caractère s'en ressentit, elle consentit à voir quelques personnes et même à aller un peu chez les autres; l'ulcération se modifia dans sa forme et dans son aspect, j'observai la formation par petits îlots de l'épiderme, enfin après deux mois de traitement, la cicatrisation fut complète, mais la cicatrice resta inégale et d'un aspect désagréable. Cette dame eût plus tard un enfant et put l'allaiter également avec les deux seins.

Qu'on me permette d'ajouter un mot sur cette feuille aromatique, que j'emploie non-seulement en guise de charpie, mais encore souvent pour remplacer les onguents, les pommades, les emplâtres plus ou moins âcres et irritants indiqués contre les ulcères atoniques; sur sa surface se trouve un duvet tendre, inoffensif, n'ayant pas, comme la fibre du coton, un crochet terminal (Folia radicalia, inferne sericeo lanuginosa). Cette plante, qui est très commune en Afrique, croît abondamment et sur des espaces immenses en Europe et en Asie; dans notre Russie, elle croît spontanément, dans le gouvernement de Charkow, aux environs de la ville de Czuguew et semble indiquer la route de l'Asie; le Caucase est son domaine, tant elle y envahit tous les terrains, cultivés ou incultes.

On pourrait la conserver dans les pharmacies en bottes de feuilles sèches, superposées les unes sur les autres comme du tabac, et son usage, comme mode de pansement, ne tarderait pas à se généraliser. Pour s'en servir, il suffirait de tremper les feuilles dans l'eau tiède jusqu'à ce qu'elles se soient ramollies et qu'elles aient repris un état analogue à celui qu'elles possédaient à l'état frais.

La dessiccation fait perdre à la Vulvaire presque toutes ses propriétés et la rend presque inerte ; on ne peut donc la conserver dans les officines, il faut l'employer fraîche. J'ai essayé diverses préparations pharmaceutiques, aucune ne vaut l'infusion de la plante récemment cueillie ; l'extrait même, préparé dans le vide, est loin d'avoir les propriétés de la plante et ne mérite guère qu'on l'emploie. La meilleure préparation, celle qui donne les résultats les plus constants, c'est la teinture préparée avec la plante fraîche, qu'on peut donner à la dose de vingt à quarante gouttes chaque deux heures.

M. Meynet s'est occupé d'une étude complète de cette plante, au point de vue pharmaceutique. Les résultats actuels de ses recherches nous font espérer qu'une préparation officinale possédant toutes les propriétés de la plante fraîche la remplacera désormais et qu'on pourra utiliser ce médicament en toute saison. Je me propose de faire des expériences comparatives ; ce me sera même un moyen de vérifier certaines déductions de mon esprit, basées sur des expérimentations sérieuses, qui m'ont amené à penser que la Vulvaire serait efficace contre les fièvres intermittentes.

Je publierai le résultat de mes observations sur ce sujet.

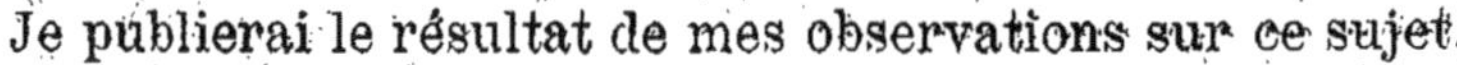

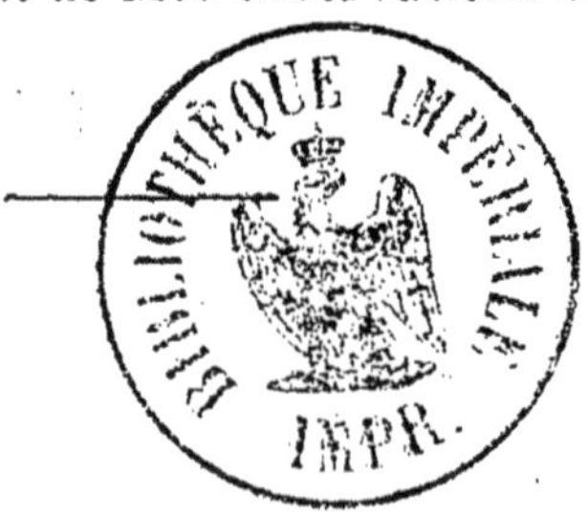

TABLE DES MATIÈRES

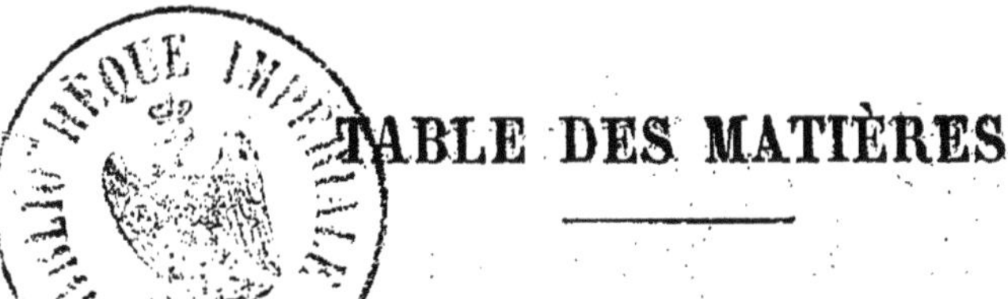

PRINCIPAUX TRAVAUX DE L'AUTEUR

1. Quelques mots sur le Caucase et les eaux minérales de Piatigorsk. Moscou, 1834.
2. Adumbratio Xeranthemorum sponte in Imperio Rossico crescentium, cum descriptione novæ speciei cum icone. 1835, Mosquae.
3. Series animalium a defuncto professore Krynicki collectorum in itinere per Tauriam et Caucasum. 1836, Mosquae.
4. De l'Action du seigle ergoté sur les animaux, séries d'expériences physiologiques sur les lapins et les chiens. 1836, Moscou, en russe·
5. Tractatus de Spermœdia clavo, sive descriptio secalis cornuti succincta actionis in organismum humanum, scopo physiologico, pharmacologico et therapeutico. 1836, Charkoviæ.
6. Recherches ornithologiques sur le genre Garrulus et description d'espèces encore inconnues qui habitent sur la côte méridionale de la Tauride et au Caucase. Moscou, 1837.
7. Biographie du professeur Krynicki, sa vie, ses travaux principalement en histoire naturelle, sa science de prédilection. Moscou, 1838, en russe.
8. Discours sur le développement des facultés intellectuelles dans les différents âges de la vie humaine. Charkow, 1839, en russe.
9. Description géologique des ossements des animaux antédiluviens qui ont été découverts dans le village de Koulischovka, district de Romen, gouvernement de Poltawa. 1840, Saint-Pétersbourg, en allemand, en russe et en français.
10. Nouveaux genres de mollusques terrestres, découverts par le professeur Krynicki en Crimée et au Caucase. Moscou, 1841.
11. Nouvelle description des escargots de Russie et principalement de ceux qui habitent l'Ukraine ou petite Russie. Moscou, 1842.
12. Prodromus ornithologiæ tauricæ sive descriptio avium Tauriae incolarum. Moscou, 1843.
13. Decas plantarum noviter detectarum pro Flora rossica. Moscou, 1844.
14. Monographie du genre Daphne, espèces qui croissent spontanément dans la Russie d'Asie et dans la Russie d'Europe : description avec figure d'une nouvelle espèce : Daphne Sophia. Moscou, 1845.
15. Anatomie comparée du développement du foie dans toutes les classes des animaux vertébrés et invertébrés. Saint-Pétersbourg, 1852, en russe.
16. Traité de la fonction (physiologique) du foie de l'homme, d'après les découvertes les plus récentes et des maladies du même organe. Saint-Pétersbourg, 1858, en russe.
17. Aperçu sur la disparition des Arctomys Boback Pall. (grande marmotte) qui vivaient en groupes nombreux dans les steppes des gouvernements d'Ekatérinoslaw et de Cherson. Moscou, 1859, en russe.
18. Notice sur les chirurgiens de Paris qui de nos jours s'occupent de Lithotritie, 1863, en russe.
19. De l'Action thérapeutique du Solanum Dulcamara (Douce amère) dans plusieurs maladies du genre humain. Saint-Pétersbourg, 1864, en russe.
20. Les premières notions sur la Propylamine qui se trouve dans l'extrait de foie de morue. Saint-Pétersbourg, en russe, 1864.
21. Note sur la Propylamine et les produits naturels qui la contiennent : huile et extrait de foie de morue. Paris, 1869.
22. Description mycologique et thérapeutique du Phalus impudicus, Linn. Paris, 1865.

www.ingramcontent.com/pod-product-compliance
Ingram Content Group UK Ltd.
Pitfield, Milton Keynes, MK11 3LW, UK
UKHW021157220726
13924UKWH00003B/1183